Akshaya Shetti
Tushar Bhawar

Noções básicas de ventilação mecânica: Um guia passo-a-passo

Akshaya Shetti
Tushar Bhaw ar

Noções básicas de ventilação mecânica: Um guia passo-a-passo

Conhecimento básico da gestão de ventiladores mecânicos

ScienciaScripts

Imprint

Cover image: www.ingimage.com

This book is a translation from the original published under ISBN 978-620-8-17139-1.

Publisher:
Sciencia Scripts
is a trademark of
Dodo Books Indian Ocean Ltd. and OmniScriptum S.R.L publishing group

120 High Road, East Finchley, London, N2 9ED, United Kingdom
Str. Armeneasca 28/1, office 1, Chisinau MD-2012, Republic of Moldova, Europe
Printed at: see last page
ISBN: 978-620-8-25926-6

Conteúdo

Prefácio

O campo da ventilação mecânica pode muitas vezes parecer complexo e avassalador, especialmente para aqueles que são novos no assunto. Quer seja um profissional de saúde a iniciar a sua carreira, um estudante de medicina que procura compreender as tecnologias que salvam vidas, ou simplesmente alguém interessado em obter informações sobre os cuidados respiratórios, é crucial compreender os conceitos básicos da ventilação mecânica. **Noções básicas de ventilação mecânica: Um Guia Passo-a-Passo** tem como objetivo desmistificar os princípios fundamentais, técnicas e aplicações desta ferramenta clínica vital.

Este livro foi concebido tendo em mente a clareza e a acessibilidade, oferecendo uma abordagem estruturada e direta ao tema. Partindo de conceitos fundamentais e avançando gradualmente para aplicações mais pormenorizadas, cada capítulo é cuidadosamente concebido para fornecer não só conhecimentos teóricos, mas também perspectivas práticas que podem ser aplicadas em contextos clínicos.

Reconhecemos a importância de uma abordagem prática e metódica à aprendizagem, razão pela qual este guia enfatiza a instrução passo-a-passo, apoiada por exemplos do mundo real, ajudas visuais e explicações concisas. No final, os leitores terão uma sólida compreensão das definições, da forma como o ventilador mecânico deve ser utilizado em diferentes condições de doença, dos critérios de desmame e de várias questões de resolução de problemas e de resolução de problemas.

Num cenário de cuidados de saúde que evolui continuamente com novas tecnologias e inovações, uma forte compreensão da ventilação mecânica é indispensável para quem trabalha em cuidados intensivos, anestesia, medicina de emergência e muito mais. Esperamos que este guia não sirva apenas como um recurso educacional, mas também como um companheiro prático na sua jornada através das complexidades do suporte respiratório.

Esperamos que este guia seja informativo e útil para o ajudar a construir as suas bases em ventilação mecânica.

Dr. Akshaya N Shetti
Prof e HOD
Departamento de Anestesiologia e CC
DBVPRMC, PIMS (DU), Loni

Capítulo 1

Definições básicas e indicações para a ventilação mecânica.

Autor: Dr. Chandana L, Residente Sénior, Intensivista, Departamento de Anestesiologia e Cuidados Críticos, DBVPRMC, PIMS(DU), Loni, Maharashtra, Índia.

Ventilação mecânica:

Trata-se de um suporte respiratório artificial fornecido ao doente necessitado. São administradas ao doente várias concentrações de oxigénio e outras terapias, consoante o estado da doença.

Fração de oxigénio inspirado (FiO2)

A fração de oxigénio inspirado (FiO2) é a concentração de oxigénio na mistura de gases. A mistura de gases ao ar ambiente tem uma fração de oxigénio inspirado de 21%, o que significa que a concentração de oxigénio ao ar ambiente é de 21%. A percentagem de oxigénio a diferentes altitudes permanece a mesma, o que significa que a FiO2 do ar na atmosfera permanece 21%, independentemente da altitude de um indivíduo. É uma estimativa do teor de oxigénio que uma pessoa inala, estando assim envolvida nas trocas gasosas a nível alveolar.

A utilização contínua de 100% de oxigénio (O2) deve ser sempre evitada. Para além do potencial de toxicidade do O2, um FI02 elevado pode causar atelectasias de absorção, especialmente em unidades com ventilação deficiente e pulmões instáveis devido à desnitrogenação.

Mas isso não significa que nunca se deva utilizar O2 a 100%. Sempre que o estado de oxigenação estiver em causa ou ocorrer instabilidade cardiopulmonar generalizada, deve ser administrado O2 a 100%, mas deve ser reduzido o mais rapidamente possível para níveis mais adequados quando o problema agudo parecer estar resolvido.

A utilização de 100% de O2 durante vários procedimentos, como a broncoscopia, é altamente recomendada. Além disso, o O2 a 100% é normalmente administrado durante a configuração inicial do ventilador, sendo depois rapidamente reduzido quando a Pao2 e a Spo2 adequadas são estabelecidas.

Volume corrente

Define-se como a quantidade de ar fornecida em cada respiração. O volume corrente inicial adequado depende de numerosos factores, como a idade, o peso e a complacência dos pulmões e, sobretudo, da doença para a qual o doente necessita de ventilação mecânica.

Com uma respiração tranquila em repouso, com aproximadamente 500 ml/respiração para um adulto de 70 kg, o volume corrente é de 5-7 ml/kg de peso corporal previsto.

Frequência respiratória

Número de ciclos respiratórios num período de um minuto. Para a maioria dos doentes adultos, é razoável uma frequência respiratória inicial entre 12 e 16 respirações por minuto. Para além deste intervalo, a frequência pode ser alterada em função da mudança necessária. A frequência respiratória é normalmente de cerca de 12 a 20 respirações/minuto nos adultos. Frequências respiratórias superiores a 35 respirações/minuto durante períodos prolongados são um sinal de ventilação alveolar inadequada ou hipoxemia (ou ambas). As frequências respiratórias elevadas aumentam o trabalho respiratório, o que eventualmente leva à fadiga dos músculos respiratórios.

Ventilação por minuto

A ventilação por minuto é definida como o produto do volume corrente e da frequência respiratória. Uma ventilação por minuto normal é de cerca de 5 a 6 L/min, e este valor está diretamente relacionado com a taxa metabólica do doente. Uma ventilação por minuto superior a 10 L/min é motivo de preocupação. Nos casos em que o doente apresenta uma disfunção pulmonar significativa, a ventilação por minuto necessária para manter uma $PaCO_2$ estável pode tornar-se tão elevada que o doente não consegue manter o trabalho respiratório necessário. Embora o volume corrente e a ventilação por minuto possam ser medidos em doentes não intubados com dificuldade respiratória, estas medições raramente são obtidas.

Espaço morto

O espaço morto é definido como o volume de ar que é inspirado e expirado, mas que não participa nas trocas gasosas.

Espaço morto anatómico:

- Inclui a passagem das vias aéreas desde a nasofaringe até aos bronquíolos respiratórios.
- Trata-se de um volume que ocupa as vias aéreas condutoras e que não participa nas trocas gasosas.
- Normalmente, equivale a 150 ml da passagem respiratória num adulto médio, ou seja, 2,2 ml/kg.

Dead Space alveolar:

É o volume de ar no pulmão que é ventilado mas não perfundido.

Espaço morto fisiológico:

- É a soma do espaço morto alveolar e anatómico; em condições normais, é aproximadamente igual ao espaço morto anatómico.

Espaço morto fisiológico ou total = espaço morto anatómico + espaço morto alveolar.

Factores que aumentam o Dead Space:

- Postura erecta.
- Extensão do pescoço.
- Idade avançada.
- Ventilação com pressão positiva.
- PEEP e aumento da pressão nas vias aéreas.
- Anticolinérgicos que provocam broncodilatação
- Diminuição da perfusão pulmonar, por exemplo, embolia pulmonar ou hipotensão.
- Doenças pulmonares como o enfisema ou a fibrose quística.

Factores que diminuem o Dead Space:

- Postura supina.
- Flexão do pescoço.
- Intubação.

PEEP (Pressão expiratória final positiva)

Peep é a pressão positiva que permanecerá nas vias aéreas no final do ciclo respiratório (fim da expiração) e que é superior à pressão atmosférica em doentes com ventilação mecânica.

Um termo análogo utilizado para a ventilação não invasiva é a pressão positiva final nas vias respiratórias (EPAP) para os doentes que recebem pressão positiva bilevel nas vias respiratórias (Bipap).

A peep pode ser um parâmetro terapêutico definido no ventilador (peep extrínseco) ou uma complicação da ventilação mecânica com aprisionamento de ar (autopeep ou peep intrínseco).

Fisiologia do pio

O Peep melhora a oxigenação ao evitar o colapso expiratório final dos alvéolos e ao recrutar alvéolos não ventilados (shunt) ou mal ventilados (v/q baixo) e mantém os alvéolos insuflados e evita a abertura e o fecho cíclicos dos alvéolos.

Peep intrínseco (auto peep)

A expiração intrínseca ou auto-expiração é uma complicação em doentes ventilados mecanicamente. Normalmente, a expiração passiva permite o esvaziamento completo do ar nos pulmões, até que a pressão pulmonar se iguale à pressão atmosférica. Mas, nalguns casos, os pulmões podem não esvaziar completamente, deixando o ar preso no interior do pulmão no final da expiração, o que gera uma pressão positiva que permanece nos pulmões. Esta pressão é designada por PEEP automática ou intrínseca.

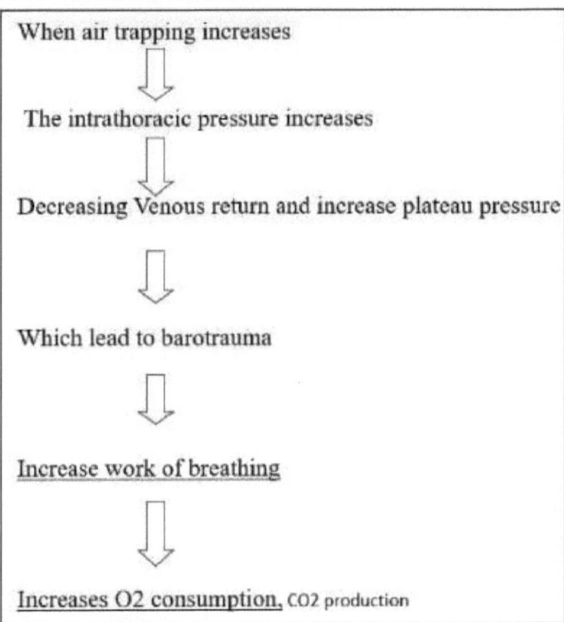

Factores que levam à auto-PEEP

- A inflamação das vias aéreas e os tampões de muco geram uma obstrução dinâmica do fluxo de ar.

Leva a um esforço expiratório forçado

- Aumento da pressão à volta da via aérea, levando ao encerramento à volta dos tampões ou da área inflamada e aprisionando o ar nos alvéolos que dependem da via aérea.
- Elevada complacência pulmonar como na doença pulmonar obstrutiva crónica (DPOC)
- Ventilação de volume corrente elevado, em que o volume corrente pode ser demasiado elevado para ser expirado num determinado período de tempo, pelo que o ar é retido quando a respiração seguinte é efectuada.
- Frequência respiratória elevada que está a gerar um tempo de expiração curto.
- Fluxo inspiratório lento que gera um rácio tempo inspiratório/expiratório mais elevado (demasiado tempo gasto durante a inspiração não deixa tempo suficiente para uma expiração completa).

Quando suspeitar de auto-PEEP

1. A expiração ainda está a decorrer quando se inicia o ciclo respiratório seguinte. Isto pode ser facilmente verificado observando a curva de volume no ecrã do ventilador. Se esta curva

não voltar a zero, é sinal de que o ar está a ser retido.

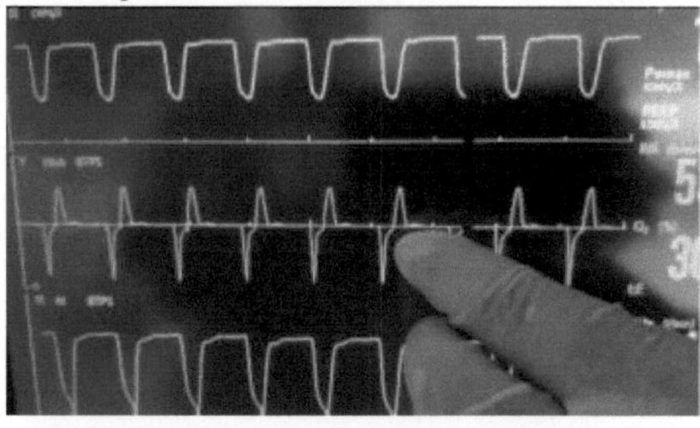

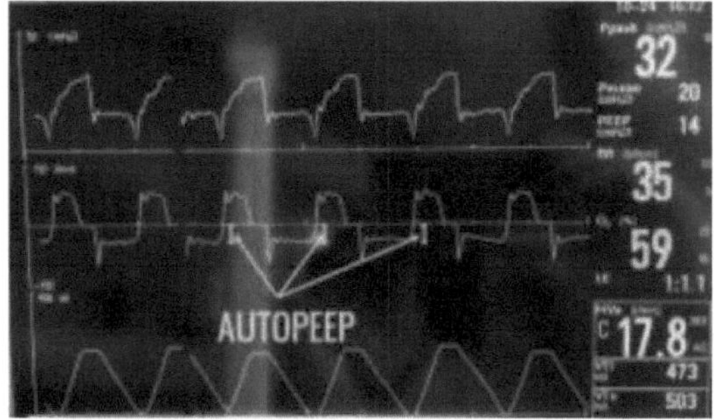

2. Aumento das pressões de planalto no ventilador.
3. Expiração ativa por parte do doente, observada pela utilização dos músculos acessórios da respiração durante a expiração.
4. Pressão sanguínea em queda.
5. Tempos expiratórios longos.
6. Dificuldade respiratória.

O auto peep pode ser medido através da manobra de retenção expiratória durante 5-10 segundos, mede o peep total examinando os pontos após o fluxo atingir zero na curva de pressão com o cursor. calcular o auto peep subtraindo o peep extrínseco do peep total A seta abaixo na imagem mostra a retenção expiratória no ventilador.

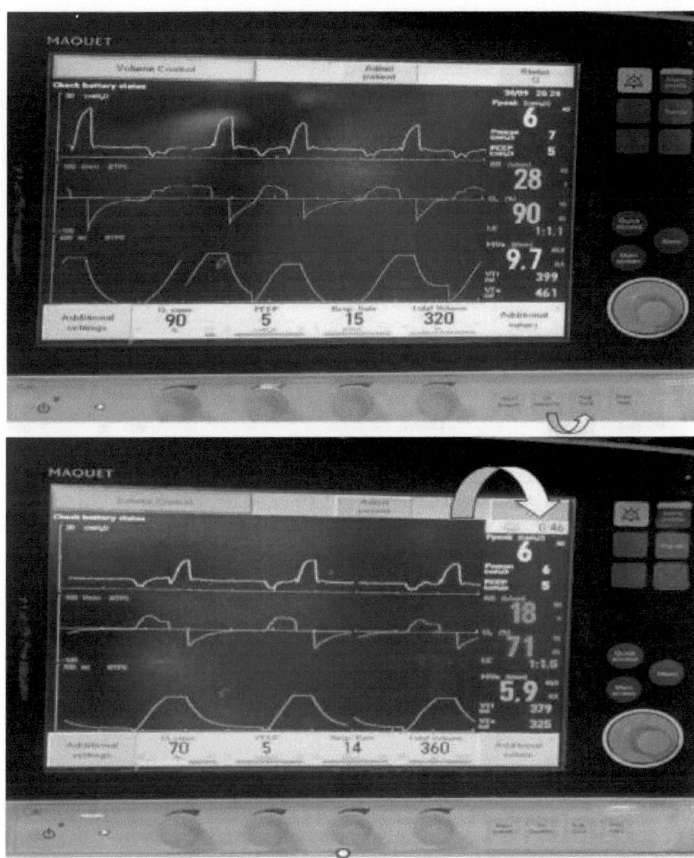

Contra-indicações do peep

1. Hipotensão
2. Insuficiência ventricular direita
3. Shunt intracardíaco direita-esquerda
4. Aumento da pressão intracraniana
5. Doentes com inflação mais elevada, como enfisema e DPOC
6. Fístula broncopleural

Resistência das vias aéreas:

Em termos simples, é a resistência sentida quando o ar está a viajar para os alvéolos do doente através do sistema respiratório (tanto artificial como natural). A resistência das vias aéreas refere-se à oposição causada pelas forças de várias fricções (resistência por obstrução das vias aéreas).

Na ventilação mecânica, o grau de resistência das vias aéreas é principalmente afetado por -

- Comprimento
- Tamanho
- Patência das vias respiratórias
- Tubo endotraqueal

- Circuito do ventilador

Factores que afectam a resistência das vias aéreas:

- A resistência das vias aéreas provoca a obstrução do fluxo de ar nas vias aéreas
- Aumenta quando a permeabilidade ou o diâmetro da via aérea é reduzido

A obstrução do fluxo de ar pode ser causada por:

- Alterações no interior das vias respiratórias (por exemplo, retenção de secreções)
- Alterações na parede das vias respiratórias
- Alterações fora da via aérea (por exemplo, tumores que rodeiam e comprimem a via aérea) Quando qualquer uma destas condições ocorre, o raio da via aérea diminui e a resistência da via aérea aumenta.

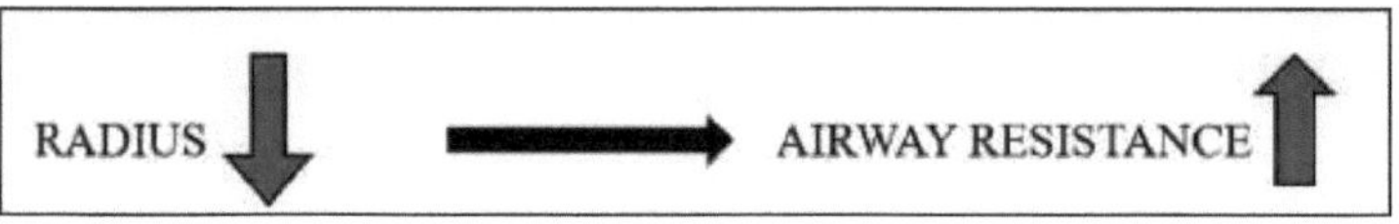

Condições clínicas que aumentam a resistência das vias respiratórias:

- Doenças pulmonares obstrutivas crónicas (incluindo enfisema, bronquite crónica, bronquiectasia)
- Obstrução mecânica como aspiração de corpo estranho, obstrução do ETT.
- Infecções (laringotraqueobronquite (crupe), epiglotite)

Efeito na ventilação e oxigenação-

- Aumento da resistência das vias respiratórias-^ fadiga -> insuficiência ventilatória e de oxigenação

(AUMENTO DA RESISTÊNCIA DA VIA AÉREA ^ AUMENTO DO TRABALHO RESPIRATÓRIO

Pico de pressão inspiratória (PIP)

A pressão inspiratória de pico é a pressão mais elevada observada durante a inspiração, podendo ser utilizada para calcular a complacência dinâmica (DC; também designada por caraterística dinâmica), que é uma medida da resistência das vias aéreas.

As pressões medidas durante a inspiração são a soma de duas pressões:

1. Pressão necessária para forçar o gás a atravessar a resistência das vias respiratórias (Pta)
2. Pressão do volume de gás ao encher os alvéolos (Palv)

O PIP é definido como a soma de Pta e Palv

A pressão de pico aplica-se quando há fluxo de ar no circuito, ou seja, durante a inspiração.

A pressão de pico elevada pode ser devida a

- Broncoespasmo
- Secreções retidas
- Oclusão do tubo ETT

Imagem mostrando o pico de pressão inspiratória e a pressão de platô

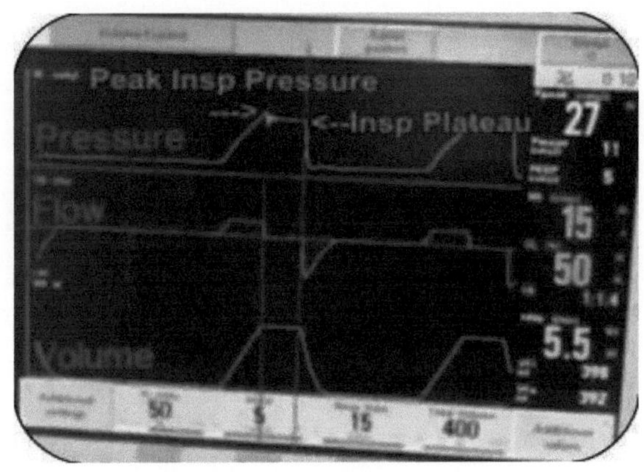

Pressão de platô nas vias aéreas Pplat

Trata-se de uma pressão nos pulmões no final da inspiração e antes do início da expiração.
É uma medida da complacência pulmonar e da pressão alveolar.
Medida por retenção inspiratória durante 2-3 segundos.
A pressão de planalto normal é de 25 a 28 cm de água.
Para medir a pressão de plateau, é necessário efetuar uma retenção inspiratória no ventilador. Neste caso, o ventilador faz uma pausa de vários segundos após a administração do volume corrente, o que elimina o fluxo e, consequentemente, a resistência das vias aéreas.

Este número reflecte a conformidade dos pulmões.

Se o pulmão for muito complacente -

- Tal como nos doentes com DPOC, a pressão de planalto é mais baixa

Se o pulmão não estiver em conformidade -

Tal como nos doentes com ARDS ou doença pulmonar fibrótica, a pressão de planalto será elevada.

Elevações nas pressões **de pico e platô-**

A. Pico elevado/platô normal

Neste caso, o problema é a **resistência elevada.**

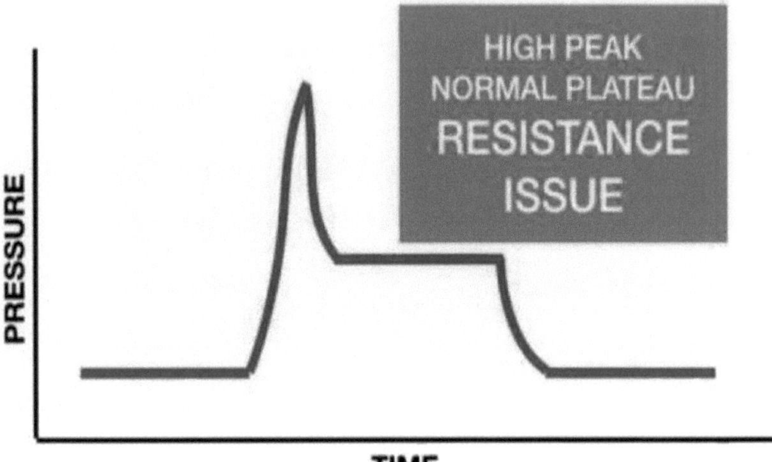

As causas são -

1) Dobra no circuito - examinar a tubagem do ventilador
2) Morder o ETT - aumentar a sedação ou inserir um bloqueio de mordedura
3) ETT pequeno - Considerar a mudança do ETT
4) Débito ou volume corrente elevados - ajustar as definições ventilatórias
5) Dissincronia ventilatória
6) Laringoespasmo ou broncoespasmo
7) Obstrução mucosa - aspiração do TET
8) Corpo estranho

B. <u>Pico alto/platô alto</u>

Neste caso, a questão é o cumprimento

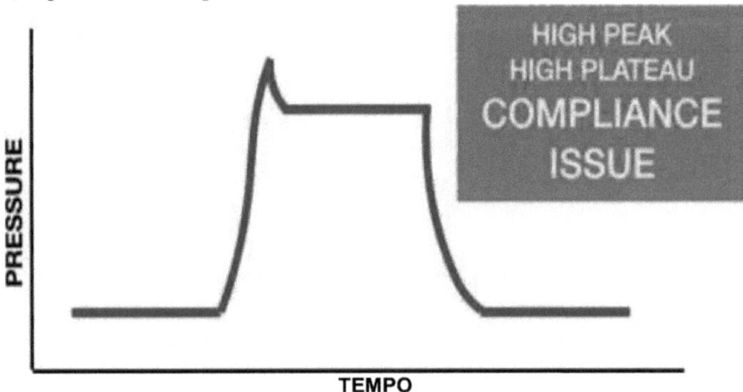

As causas são:

1) Pneumonia
2) Edema pulmonar
3) AutoPEEP
4) Intubação do brônquio do tronco principal direito
5) Pneumotórax

6) Atalactasia, fibrose pulmonar e até síndrome do compartimento abdominal.

Conformidade

- É uma medida da capacidade dos pulmões para se esticarem e expandirem (distensibilidade ou elasticidade do pulmão)
- É o grau de expansão pulmonar por unidade de variação de pressão.

C = △Volume + △ Pressão

Onde,

C = complacência , △V = variação de volume (expansão pulmonar), △ P = variação de pressão (trabalho respiratório)

Tipos de conformidade

1. Conformidade estática

- Reflecte as propriedades elásticas (resistência elástica do pulmão e da parede torácica)

Conformidade estática (CC) = Volume/pressão (pressão de planalto)

- É medido quando o fluxo é momentaneamente interrompido (medido durante a retenção da respiração)
- O único fator que afecta é a elasticidade regional do pulmão. A resistência das vias aéreas não tem
efeito.

2. Conformidade dinâmica

- Reflecte a resistência das vias respiratórias (resistência não elástica) e as propriedades elásticas do pulmão e da parede torácica, ou seja, a resistência elástica
- **Conformidade dinâmica (DC) = Volume/pressão (pressão inspiratória máxima)**
- É medido quando existe fluxo de ar e registo contínuo da pressão e do volume do pulmão.
- É desenhado como laços (os laços de pressão-volume)
- Por conseguinte, a resistência das vias aéreas torna-se um fator na medição da complacência dinâmica.

Como medir a conformidade

Primeiro, obter um volume corrente expirado

- Obter a pressão de planalto aplicando uma pressão inspiratória durante 2 a 3 segundos - A seta mostrada na imagem abaixo é da pressão inspiratória.

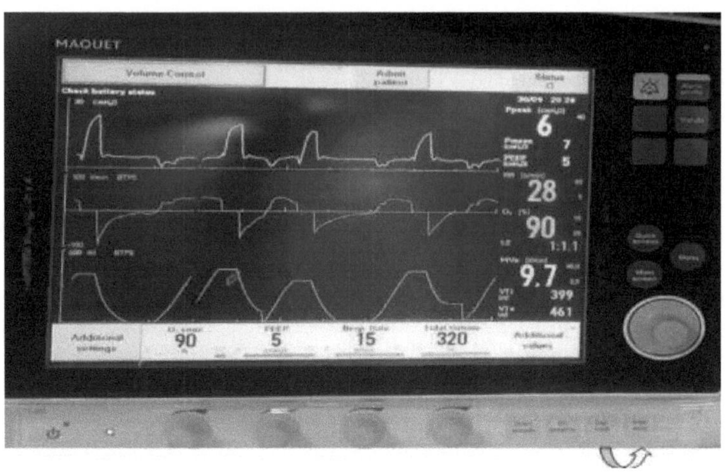

- **Em seguida, obter a pressão inspiratória máxima**

A conformidade é calculada por

Complacência estática = Volume corrente / pressão de plateau - PEEP

Complacência dinâmica = Volume corrente / pressão inspiratória máxima - PEEP

<u>Condições clínicas que afectam a adesão</u>

- **A diminuição da complacência** é observada na SDRA, obesidade, atelectasia, broncoespasmo e pneumotórax de tensão.
- Isto pode levar a uma diminuição da CRF, do volume pulmonar e da ventilação por minuto.
- No enfisema, observa-se **um aumento da complacência** devido à falta de recuo elástico dos pulmões, o que pode provocar ***a retenção de* ar**, a destruição dos tecidos pulmonares e o aumento dos bronquíolos terminais e respiratórios. Uma complacência elevada leva a um aumento da CRF e da CPT

<u>Rácio I:E</u>

Proporção fraccionada do tempo gasto em cada uma das fases do ciclo respiratório.

Durante a respiração espontânea, o rácio I:E normal é de 1:2, o que indica que, em doentes normais, o tempo de expiração é cerca de duas vezes superior ao tempo de inspiração

Dependendo do processo da doença, como na SDRA, no edema pulmonar ou na hipoxemia refractária, o rácio pode ser alterado para melhorar a ventilação.

Tempo de inspiração mais longo do que o tempo de expiração, ou seja: I:E > 1:1 (2:1, 3:1)

Um tempo inspiratório mais longo (e um tempo expiratório mais curto) aumenta a pressão média das vias aéreas, o que também pode aumentar a oxigenação arterial, mas também pode diminuir o débito cardíaco.

Um tempo inspiratório mais longo também pode resultar em aprisionamento de ar (auto-PEEP), especialmente se o tempo inspiratório for maior do que o tempo expiratório (relação I:E inversa). Em condições normais, o tempo expiratório é superior ao tempo inspiratório. Um tempo inspiratório de 0,5 a 1,5 segundos é normalmente adequado durante uma ventilação mecânica num adulto.

Um tempo inspiratório mais curto só é desejável se os doentes forem ventilados com uma frequência respiratória rápida. Nos doentes que estão a acionar o ventilador, o tempo inspiratório deve ser definido de modo a corresponder ao tempo inspiratório neural do doente para evitar assincronia. Podem ser utilizadas várias abordagens por vários ventiladores para definir o rácio I:E.

Referências:

1. Carrillo Alvares A, Lopez-Herce Cid J. Programacion de la ventilación mecanica [Parâmetros da ventilação mecânica]. An Pediatr (Barc). 2003 Jul;59(1):67-74. Espanhol.
2. Silva PL, Rocco PRM. Os fundamentos da mecânica respiratória: parâmetros derivados do ventilador. Ann Transl Med. 2018 Oct;6(19):376.
3. Grieco DL, Chen L, Brochard L. Pressão transpulmonar: importância e limites. Ann Transl Med 2017;5:285

Capítulo 2

Modos de ventilação mecânica

Autor: Dr. Abhinav Lambe, Professor Assistente, Departamento de Anestesiologia e Cuidados Críticos, DBVPRMC, PIMS(DU), Loni, Maharashtra, Índia.

Introdução:

A ventilação mecânica é uma pedra angular na gestão de doentes com dificuldade ou insuficiência respiratória. Pode ser amplamente categorizada em Ventilação não invasiva (VNI) e Ventilação invasiva, cada uma servindo necessidades clínicas distintas. A VNI oferece suporte respiratório através de interfaces externas, como máscaras, reduzindo os riscos associados às técnicas invasivas, e é normalmente utilizada em doenças como a DPOC, a insuficiência cardíaca e a apneia do sono. Em contraste, a Ventilação Invasiva envolve o acesso direto às vias aéreas através de tubos endotraqueais ou de traqueostomia e é essencial para doentes com insuficiência respiratória grave ou mecânica pulmonar comprometida. Este capítulo discute os vários tipos e aplicações dos modos VNI e invasivo, destacando seus benefícios, limitações e indicações clínicas.

Various Modes of Mechanical Ventilation:

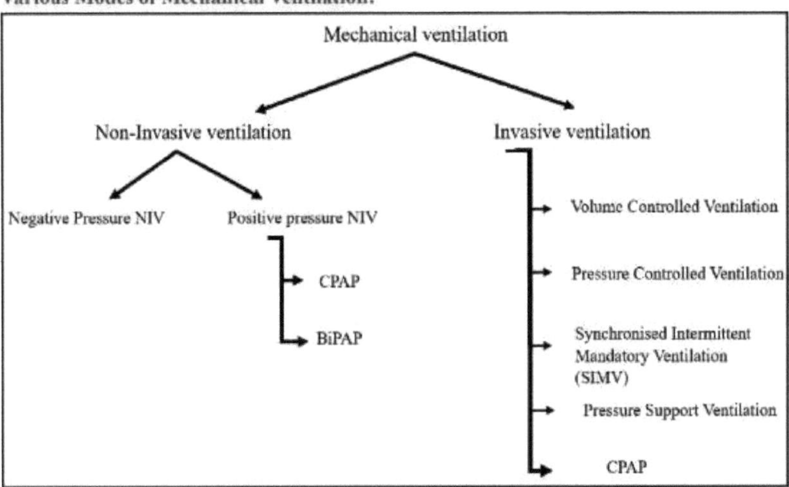

Ventilação Não-Invasiva: Técnicas, Objectivos e Aplicações

Tipos de técnicas de ventilação não invasivas

Existem dois tipos principais de técnicas de ventilação não invasiva (VNI), que se distinguem pelo mecanismo utilizado para fornecer apoio respiratório:

1. **Ventilação por pressão negativa (NPV)**:

o A VPL simula a respiração normal criando um gradiente de pressão negativa fora da cavidade torácica, fazendo com que o ar flua para os pulmões. Dispositivos como o pulmão de ferro e a couraça torácica foram outrora muito utilizados em doentes com poliomielite e outros indivíduos com insuficiência respiratória crónica.

o **Vantagens**: Permite a fala, a alimentação e a manutenção da função das vias aéreas superiores sem uma via aérea artificial.

o **Desvantagens**: Portabilidade limitada, acesso deficiente ao doente e complicações como o "choque do tanque" devido à redução do retorno venoso e do débito cardíaco.

2. **Ventilação por pressão positiva (PPV)**:

o A PPV fornece ar aos pulmões utilizando um gradiente de pressão positiva, obtido através de uma máscara ou interface nasal. A pressão é mais elevada nas vias respiratórias do que nos alvéolos, facilitando o fluxo de ar durante a inspiração.

o **Vantagens**: Não invasivo e permite um suporte ventilatório eficaz sem intubação, reduzindo riscos como a pneumonia associada à ventilação mecânica (PAV).

o **Desvantagens**: Pode não ser tão fisiologicamente natural como a ventilação com pressão negativa e pode causar desconforto ao doente, distensão gástrica ou fugas de ar.

Objectivos e indicações da ventilação por pressão positiva não invasiva (NIPPV)

A NIPPV é um modo primário de VNI utilizado em contextos agudos e crónicos para evitar a necessidade de ventilação mecânica invasiva. Os objectivos gerais são melhorar as trocas gasosas, reduzir a fadiga dos músculos respiratórios e evitar complicações associadas à entubação.

2. **Cuidados agudos**:

o **Exacerbação aguda da doença pulmonar obstrutiva crónica (DPOC)**: A NIPPV ajuda a reduzir a hiperinsuflação e a auto-PEEP (pressão expiratória final positiva), aliviando o trabalho de respiração.

o **Asma**: Pode ser utilizado como terapia adjuvante em exacerbações de asma quando os doentes sofrem de fadiga respiratória.

o **Insuficiência respiratória hipoxémica**: A NIPPV apoia a oxigenação através do aumento do recrutamento alveolar, reduzindo a necessidade de intubação em pacientes selecionados.

o **Pneumonia adquirida na comunidade**: A NIPPV pode beneficiar pacientes com pneumonia que desenvolvem insuficiência respiratória aguda e precisam de suporte ventilatório.

o **Edema pulmonar cardiogénico**: Em casos de edema pulmonar induzido por insuficiência cardíaca, a NIPPV ajuda a aliviar o desconforto respiratório ao reduzir o retorno venoso ao coração.

3. **Cuidados crónicos**:

o **Distúrbios torácicos restritivos**: Os doentes com doenças neuromusculares, como a esclerose lateral amiotrófica (ELA), beneficiam da utilização prolongada de NIPPV.

o **DPOC crónica estável**: A NIPPV pode ser utilizada em casa para prevenir exacerbações em doentes com insuficiência respiratória crónica.

o **Fibrose cística e hipoventilação noturna**: A NIPPV é frequentemente prescrita para melhorar a oxigenação e a ventilação durante o sono em pacientes com fibrose cística avançada ou que sofrem de síndromes de hipoventilação.

Outras indicações para a ventilação não invasiva

1. **Facilitação do desmame da ventilação invasiva**:

o A NIPPV pode ser utilizada para fazer a ponte entre os doentes e a ventilação mecânica invasiva até à independência total, reduzindo gradualmente o suporte ventilatório sem necessidade de reintubação.

2. **Doentes "Não Intubar" (DNI)**:

o Em doentes com diretivas avançadas contra a entubação, a NIPPV oferece uma opção paliativa de suporte respiratório, aumentando o conforto e a qualidade de vida sem necessidade de procedimentos invasivos.

Critérios de seleção de doentes

1. **Cuidados agudos**:

o Os candidatos ideais incluem doentes com insuficiência respiratória aguda que permanecem alerta, cooperantes e capazes de proteger as suas vias respiratórias. As contra-indicações incluem encefalopatia grave, instabilidade hemodinâmica ou secreções excessivas que possam levar à obstrução das vias aéreas.

2. **Ambiente de cuidados crónicos**:

o Os critérios de seleção para a utilização de NIPPV em cuidados crónicos centram-se em doentes com perturbações neuromusculares ou da parede torácica progressivas, DPOC estável ou hipoventilação nocturna. A utilização de NIPPV a longo prazo está indicada em indivíduos com hipercapnia crónica e fadiga respiratória.

Seleção de equipamento para ventilação não invasiva

1. **Tipos de ventiladores**:

o **Ventiladores direcionados por pressão**: Esses ventiladores fornecem uma pressão predefinida durante cada respiração e são adequados para a maioria das aplicações de NIPPV.

o **Ventiladores portáteis para cuidados domiciliários**: Ventiladores leves e fáceis de utilizar, concebidos para a gestão domiciliária da insuficiência respiratória crónica.

o **Ventiladores para cuidados agudos de adultos**: Concebidos para utilização hospitalar na gestão da insuficiência respiratória aguda, com modos avançados como a pressão positiva de duas vias aéreas (BiPAP).

2. **Umidificação durante a NIPPV**:

o A humidificação é fundamental para evitar a secura das vias respiratórias, especialmente durante a utilização prolongada ou contínua da NIPPV. Os humidificadores aquecidos são frequentemente utilizados para garantir o conforto do doente e reduzir a congestão nasal ou a secura.

3. **Interfaces do paciente**:

o **Interfaces nasais**: Normalmente utilizados em cuidados prolongados ou em ambientes de ventilação nocturna, permitindo ao doente falar ou comer.

o **Máscaras faciais completas**: Proporcionam uma maior cobertura e são frequentemente utilizadas em ambientes de cuidados agudos para garantir uma ventilação eficaz durante o desconforto respiratório.

o **Interfaces de capacete**: Envolvem toda a cabeça, reduzindo a rutura da pele mas exigindo frequentemente pressões ventilatórias mais elevadas.

Complicações da ventilação não invasiva

As complicações relacionadas com a NIPPV incluem:

- **Fugas de ar**: Devido a um mau ajuste ou vedação da máscara, levando a uma ventilação inadequada.
- **Distensão gástrica**: A pressão positiva pode forçar a entrada de ar no estômago, causando desconforto e o risco de aspiração.
- **Congestão/secura nasal**: Resultante de uma humidificação inadequada, provocando desconforto e menor adesão.

Configuração e preparação para a ventilação não invasiva (VNI)

O sucesso da ventilação não invasiva (VNI) começa com uma preparação abrangente e cuidadosamente planeada. A preparação adequada garante uma ventilação eficaz, o conforto do paciente e a prevenção de complicações. O passo inicial é a seleção de um ventilador e de uma interface, como máscaras nasais, máscaras faciais completas ou interfaces de capacete, adequados às necessidades e à anatomia do doente.

Educação do paciente: Antes de iniciar a VNI, é essencial explicar ao paciente o procedimento, os objetivos e as possíveis complicações. Garantir que o paciente seja informado aumenta a cooperação e a adesão.

1. **Ajuste da máscara**: O ajuste correto da máscara é crucial. Pode ser utilizado um medidor de ajuste para selecionar o tamanho correto, e a máscara deve ser testada quanto a fugas ou desconforto antes de ser fixada com correias. As correias devem ser justas, mas não demasiado apertadas, para evitar feridas de pressão.
2. **Definições iniciais do ventilador**: No início, são normalmente utilizadas definições de baixa pressão, como uma EPAP (pressão positiva expiratória nas vias aéreas) de 4-5 cm H2O e uma IPAP (pressão positiva inspiratória nas vias aéreas) de 8-10 cm H2O. Estas podem ser tituladas posteriormente com base na resposta do doente.

Monitorização e ajustamento da VNI

A monitorização eficaz e os ajustes atempados são fundamentais para o sucesso da VNI. A observação contínua dos sinais vitais do paciente, da freqüência respiratória e da sincronização com o ventilador é essencial para determinar o sucesso.

1. **Monitorização da saturação de oxigénio**: Manter um nível de saturação de oxigénio de 90% ou superior, ajustando a FiO2 (fração de oxigénio inspirado). Os valores dos gases sanguíneos devem ser verificados no prazo de uma hora após o início da VNI
2. **Sincronia do ventilador**: Ajuste o IPAP e o EPAP para garantir que a respiração do paciente está sincronizada com o ventilador. Em casos de má sincronia, reavalie o ajuste da máscara, ajuste as definições ou mude a interface.

Complicações da VNI: A VNI é geralmente mais segura do que a ventilação invasiva, mas ainda assim podem surgir complicações. Os problemas mais comuns incluem:

1. **Desconforto com a máscara e feridas de pressão**: A utilização prolongada de máscaras mal ajustadas pode provocar desconforto e feridas, especialmente na ponte do nariz.
2. **Fugas de ar**: As fugas podem levar a uma ventilação inadequada e a uma redução do conforto do doente. Garantir um bom ajuste da máscara e utilizar os ajustes do arnês pode ajudar a evitar fugas.
3. **Distensão gástrica**: A pressão positiva pode fazer com que o ar entre no estômago, provocando distensão gástrica, desconforto e risco de aspiração.

Descontinuar a NIV

A interrupção da VNI é determinada pela resolução da condição que exigiu seu uso, como a melhora da insuficiência respiratória. O desmame da VNI pode ser feito aumentando os períodos que o paciente passa fora do ventilador, monitorando atentamente os sinais de desconforto respiratório. Em casos de falha, é fundamental retomar a ventilação com máscara imediatamente.

Ventilação de Volume Controlado (VCV)

Mecanismo

A Ventilação de Volume Controlado (VCV) é um modo de ventilação mecânica em que o ventilador fornece um volume corrente predefinido (Vt) ao doente em cada respiração, independentemente da pressão necessária para atingir esse volume. Isto faz do volume a variável de controlo e da pressão a variável dependente. O ventilador ajusta automaticamente a pressão inspiratória com base na complacência pulmonar e na resistência das vias aéreas do doente para garantir que o volume corrente pretendido é atingido.

Variável de controlo: Volume corrente (Vt), que é predefinido pelo médico.

Variável dependente: Pressão inspiratória, que varia com a complacência e resistência pulmonar.

No VCV, o ciclo termina quando o volume corrente predefinido é fornecido, enquanto o tempo e o fluxo inspiratórios são influenciados pelo volume corrente e pelo padrão de fluxo selecionados. Como resultado, as pressões irão flutuar com base na mecânica respiratória do paciente.

Vantagens

1. **Volume corrente consistente:** A principal vantagem da VCV é a garantia de fornecimento de um volume corrente específico, assegurando uma ventilação por minuto consistente. Isto é fundamental para os doentes em que é essencial um controlo preciso das trocas gasosas (oxigénio e CO_2), tais como os doentes com mecânica pulmonar estável ou submetidos a anestesia geral.
2. **Controlo da ventilação por minuto:** Ao ajustar o volume corrente e a frequência respiratória, a ventilação por minuto pode ser facilmente regulada, o que é importante para controlar os níveis de PaCO2 do doente.

Desvantagens

1. **Risco de barotrauma e volu-trauma:** Uma vez que o ventilador aumenta a pressão inspiratória para atingir o volume corrente pretendido, existe o risco de pressões elevadas nas vias respiratórias em doentes com baixa complacência pulmonar (por exemplo, SDRA), o que pode levar a lesões pulmonares, como barotrauma ou volutrauma.
2. **Adaptabilidade limitada**: O VCV não se adapta automaticamente às alterações na mecânica pulmonar. Se a complacência piorar, o ventilador continuará a fornecer o volume predefinido, o que pode levar a pressões perigosamente altas nas vias aéreas sem ajuste em tempo real.

Indicações clínicas

A VCV é mais benéfica nos doentes em que o controlo do volume administrado em cada respiração é de importância primordial, particularmente naqueles com:

Mecânica pulmonar estável, como é o caso dos doentes em pós-operatório ou sob anestesia geral. Lesões na cabeça em que é necessária uma regulação precisa do CO_2 para gerir a pressão intracraniana. Doenças neurológicas em que a hipercapnia tem de ser rigorosamente controlada.

Definições

Volume corrente (VT): Normalmente definido entre 6-8 ml/kg de peso corporal ideal.

Frequência respiratória (FR): Ajustada com base nas exigências metabólicas e na necessidade de remoção de CO2.

Fluxo: Definido com base no objetivo de ventilação por minuto e no estado do doente. As formas de onda de fluxo comuns incluem formas de onda de rampa constante (quadrada) ou de desaceleração, em que o fluxo começa alto e diminui gradualmente.

Ventilação controlada por pressão (PCV)

Mecanismo

A Ventilação controlada por pressão (PCV) é um modo em que o ventilador fornece respirações mantendo um pico de pressão inspiratória (PIP) predefinido durante um tempo inspiratório definido. Ao contrário da ventilação controlada por volume, em que o volume corrente é fixo, a PCV permite que o volume corrente varie com base na complacência pulmonar e na resistência das vias aéreas do paciente. Isto significa que o ventilador ajusta o fluxo para manter a pressão predefinida, tornando a pressão a variável de controlo e o volume a variável dependente.

Variável de controlo: Pressão inspiratória (PIP)

Variável dependente: O volume corrente, que flutua consoante a mecânica pulmonar, como a complacência e a resistência.

A PCV é benéfica para pacientes com mecânica pulmonar comprometida, como aqueles com Síndrome de Angústia Respiratória Aguda (SARA), pois ajuda a reduzir o risco de lesão pulmonar causada por altas pressões nas vias aéreas. Isto é conseguido através da limitação do pico de pressão inspiratória, oferecendo assim estratégias pulmonares de proteção.

Vantagens

1. **Proteção dos pulmões:** Uma das principais vantagens da PCV é a sua capacidade de proteger os pulmões ao limitar o pico de pressão inspiratória, o que reduz o risco de barotrauma, especialmente em doentes com SDRA ou outras condições associadas a pulmões rígidos. Ao controlar a pressão, a PCV minimiza a distensão excessiva dos alvéolos.
2. **Melhoria da oxigenação:** A PCV permite tempos inspiratórios prolongados, o que melhora a oxigenação ao aumentar o tempo de troca de gases. Isto é particularmente benéfico em doentes com fraca complacência pulmonar, em que podem ser necessárias pressões mais elevadas para obter uma ventilação adequada.

Desvantagens

1. **Volume corrente variável:** O volume corrente fornecido na PCV pode variar dependendo do estado dos pulmões do paciente. Se a complacência pulmonar diminuir (ou seja, se os pulmões ficarem mais rígidos), o volume corrente pode diminuir, levando potencialmente à hipoventilação. Esta variabilidade exige uma monitorização atenta, especialmente em doentes cuja mecânica pulmonar pode mudar rapidamente.
2. **Assincronia paciente-ventilador:** Como a PCV fornece respirações com base em uma pressão e tempo predefinidos, ela pode nem sempre se sincronizar bem com os esforços espontâneos do paciente. Isso pode causar desconforto e dessincronia no paciente, principalmente se o padrão respiratório do paciente não corresponder aos ajustes do ventilador.

Indicações clínicas

A PCV é mais frequentemente indicada em doentes que requerem uma limitação rigorosa da pressão inspiratória devido à fraca complacência pulmonar ou ao risco de lesão pulmonar. Os cenários clínicos típicos incluem:

- **ARDS:** Para evitar pressões de pico elevadas e proteger os pulmões.
- **Trauma grave:** Quando os doentes têm lesões que comprometem a complacência pulmonar.
- Doentes com um risco elevado de barotrauma, como os que sofrem de pneumotórax ou enfisema.

Definições

- **Pico de pressão inspiratória (PIP):** O médico define um limite de pressão, geralmente com base na mecânica pulmonar. Para os doentes com SDRA, o objetivo é manter a PIP baixa para minimizar a lesão pulmonar e manter uma oxigenação adequada.
- **Tempo inspiratório (tempo I):** A duração durante a qual a pressão é mantida. O aumento do tempo inspiratório pode ajudar a melhorar a oxigenação, mas também pode aumentar o risco de aprisionamento de gás em doenças pulmonares obstrutivas.

Pressão positiva contínua nas vias respiratórias (CPAP)

Mecanismo

A pressão positiva contínua nas vias respiratórias (CPAP) fornece uma pressão positiva contínua durante todo o ciclo respiratório, sem efetuar respirações mecânicas. É classificada como um modo não invasivo de suporte respiratório utilizado principalmente para manter os alvéolos abertos durante a respiração espontânea. Ao manter uma pressão constante nas vias respiratórias, o CPAP aumenta a capacidade residual funcional (CRF), o que ajuda a evitar o colapso alveolar (atelectasia), melhorando assim a oxigenação.

Variável de controlo: Pressão contínua (predefinida pelo médico)

Variável dependente: Nenhuma, uma vez que não são efectuadas respirações mecânicas.

O CPAP é diferente de outros modos de ventilação porque exige que o paciente mantenha seu próprio esforço respiratório durante todo o ciclo respiratório. Não inclui volumes correntes ou fluxos inspiratórios como variáveis de controlo, e não há respirações fornecidas pelo ventilador. Isso faz com que o CPAP seja altamente eficaz em pacientes com movimentos respiratórios intactos, mas que precisam de assistência para manter a permeabilidade das vias aéreas.

Vantagens

1. **Previne a atelectasia:** Ao fornecer pressão positiva contínua, o CPAP evita o colapso dos alvéolos, assegurando que mais unidades pulmonares permaneçam abertas para a troca de gases durante todo o ciclo respiratório. Isto reduz o risco de atelectasia, melhorando a oxigenação.
2. **Não invasivo:** O CPAP é normalmente utilizado com máscaras nasais, máscaras faciais completas ou outras interfaces não invasivas, o que o torna uma alternativa menos invasiva à ventilação mecânica. Isto evita as complicações associadas à ventilação invasiva, como a pneumonia associada à ventilação mecânica (PAV) ou o trauma causado por tubos endotraqueais.
3. **Melhora a oxigenação:** O CPAP aumenta a capacidade residual funcional, o que pode melhorar significativamente a oxigenação em doentes com insuficiência respiratória hipoxémica, mantendo um melhor recrutamento alveolar.

Desvantagens

1. **Aumento do trabalho respiratório:** Como o CPAP não fornece nenhuma respiração mecânica, o paciente deve gerar todo o esforço respiratório. Isso pode levar à fadiga, principalmente em pacientes com força muscular respiratória limitada, como aqueles que sofrem de distúrbios neuromusculares ou fraqueza muscular respiratória.
2. **Suporte ventilatório limitado:** O CPAP não fornece suporte direto para a ventilação. Não auxilia na remoção de CO_2, tornando-o inadequado para pacientes que necessitam de suporte ventilatório devido à hipercapnia.

Indicações clínicas

Apneia obstrutiva do sono (AOS): O CPAP ajuda a manter as vias respiratórias abertas durante o sono, fornecendo um fluxo contínuo de pressão positiva, evitando o colapso das vias respiratórias.

Insuficiência respiratória hipoxémica: O CPAP melhora a oxigenação em doentes com dificuldade em oxigenar adequadamente, como os que sofrem de edema pulmonar cardiogénico ou pneumonia.

Edema pulmonar cardiogénico agudo: A pressão contínua reduz o retorno venoso ao coração, diminuindo a carga de trabalho do coração e melhorando a função pulmonar.

Definições

Intervalo de pressão: As pressões de CPAP são normalmente definidas entre 5-10 cm H2O, dependendo das necessidades do paciente. A pressão é titulada para obter uma oxigenação adequada, minimizando o risco de barotrauma ou desconforto.

Interface: O CPAP é normalmente administrado através de interfaces não invasivas, tais como máscaras nasais, máscaras faciais completas ou prongas nasais.

Ventilação mandatória intermitente sincronizada (SIMV)

Mecanismo

A Ventilação Mandatória Intermitente Sincronizada (SIMV) é um modo de ventilação mecânica que combina respirações obrigatórias fornecidas pelo ventilador e respirações espontâneas iniciadas pelo paciente. O ventilador sincroniza as respirações obrigatórias com os esforços espontâneos do paciente para evitar o empilhamento de respirações, que pode ocorrer quando a respiração do próprio paciente coincide com a respiração obrigatória do ventilador. A temporização das respirações obrigatórias é acionada pelos esforços espontâneos do doente ou em intervalos predefinidos, assegurando a sincronização.

- **Variável de controlo**: Para as respirações obrigatórias, o volume corrente (Vt) é predefinido pelo médico, e as respirações espontâneas são suportadas pela Ventilação com Pressão de Suporte (PSV).
- **Variável dependente**: Para respirações espontâneas, o volume corrente e a pressão variam com base no esforço do paciente, enquanto a pressão fornecida durante as respirações obrigatórias pode variar com base na complacência e resistência.

O SIMV permite que os doentes respirem espontaneamente entre as respirações obrigatórias, promovendo uma participação mais ativa na ventilação. Isto pode ajudar no desmame do suporte ventilatório completo, reduzindo a dependência de respirações fornecidas por máquinas ao longo do tempo.

Vantagens

1. **Modo de desmame**: O SIMV é particularmente útil no desmame de pacientes da ventilação mecânica. À medida que o número de respirações obrigatórias é gradualmente reduzido, o doente confia cada vez mais nos seus próprios esforços respiratórios, facilitando a transição para a respiração espontânea.
2. **Preservação da força muscular respiratória**: Como os pacientes podem respirar espontaneamente entre as respirações obrigatórias, o SIMV evita a atrofia dos músculos respiratórios. A manutenção da respiração espontânea garante que os músculos respiratórios permaneçam ativos, evitando a atrofia por desuso que pode ocorrer com o suporte ventilatório completo.
3. **Redução do desfasamento entre a ventilação e a perfusão**: Durante a respiração espontânea, as unidades pulmonares em diferentes regiões do pulmão recebem uma distribuição mais uniforme do volume corrente, reduzindo o desfasamento entre a ventilação e a perfusão (desfasamento V/Q) que é comum em doentes totalmente ventilados.

Desvantagens

1. **Risco de fadiga**: Na ausência de um suporte de pressão adequado, os doentes podem sentir fadiga devido aos esforços repetidos de respiração espontânea. Isto é especialmente problemático quando as respirações espontâneas são insuficientemente suportadas ou quando o doente está a fazer um desmame demasiado rápido do suporte mecânico.
2. **Suporte Ventilatório Variável**: O SIMV pode fornecer assistência ventilatória irregular porque as respirações espontâneas variam em volume e pressão dependendo do esforço do

paciente. Se o esforço espontâneo de um doente for fraco, pode não fornecer uma ventilação adequada.

Indicações clínicas

A SIMV é frequentemente utilizada em doentes em transição do suporte mecânico total para a respiração espontânea durante o processo de desmame. As indicações típicas incluem:

- **Desmame da ventilação**: A redução gradual do ritmo das respirações obrigatórias ajuda o doente a assumir uma maior carga de trabalho de ventilação.
- **Cuidados pós-operatórios**: Utilizado para doentes a recuperar de uma cirurgia que necessitam de suporte ventilatório parcial.
- **Doenças respiratórias crónicas**: Em doentes com DPOC ou doenças semelhantes, o SIMV pode equilibrar a prestação de apoio mecânico e a respiração espontânea.

Definições

- **Frequência respiratória obrigatória**: Inicialmente definida como alta quando o paciente precisa de suporte ventilatório significativo. À medida que o doente melhora, a frequência respiratória obrigatória é reduzida para incentivar a respiração espontânea.
- **Volume corrente para respirações obrigatórias**: Definir entre 6-8 ml/kg de peso corporal ideal para garantir uma ventilação adequada durante as respirações obrigatórias.
- **Pressão de suporte para respirações espontâneas**: Ajustado para fornecer apoio suficiente para reduzir o trabalho de respiração, mas não tanto que iniba o esforço espontâneo.

Ventilação de suporte de pressão (PSV)

Mecanismo

A ventilação com pressão de suporte (PSV) é um modo de ventilação que auxilia a respiração espontânea, fornecendo uma pressão inspiratória predefinida para ajudar a superar a resistência das vias aéreas. Ao contrário de outros modos, a PSV não fornece respirações obrigatórias; em vez disso, o paciente deve iniciar cada respiração. O ventilador apoia o esforço inspiratório mantendo uma pressão pré-determinada durante a inspiração. Isso reduz o trabalho de respiração ao aliviar o esforço do paciente necessário para superar a resistência nas vias aéreas e no tubo do ventilador.

- **Variável de controlo**: Pressão inspiratória (predefinida pelo médico)
- **Variável dependente**: Volume corrente, que varia consoante o esforço respiratório espontâneo do doente.

O PSV é um modo de ciclo de fluxo, o que significa que a fase inspiratória termina quando o fluxo inspiratório do paciente cai para uma percentagem predefinida do pico de fluxo. Isto permite que o tempo inspiratório varie com cada respiração, dependendo do esforço respiratório e da mecânica pulmonar do doente.

Vantagens

1. **Reduz o trabalho de respiração**: A PSV reduz significativamente o esforço necessário para respirar, em especial nos doentes que conseguem iniciar a respiração mas necessitam de apoio para ultrapassar a resistência das vias respiratórias. Isto é particularmente útil em doentes com doenças como a DPOC, em que a fadiga dos músculos respiratórios é uma preocupação.
2. **Desmame**: A PSV é frequentemente utilizada durante as fases finais do desmame da ventilação mecânica. Ao reduzir gradualmente o suporte de pressão, os médicos podem testar a capacidade do paciente de respirar de forma independente sem remover abruptamente a assistência ventilatória.

Desvantagens

1. **Dependente do esforço do paciente**: A PSV é totalmente dependente da capacidade do paciente de iniciar a respiração. Se o esforço respiratório espontâneo do paciente for inadequado, a PSV torna-se ineficaz. Isto torna-a inadequada para doentes com impulsos respiratórios fracos, como os que sofrem de perturbações neuromusculares graves.

2. **Ventilação não garantida**: Ao contrário dos modos controlados, a PSV não garante um volume corrente ou uma frequência mínima, pelo que é essencial uma monitorização atenta para garantir uma ventilação adequada, especialmente durante o desmame.

Indicações clínicas

O PSV é normalmente utilizado em:

- **Desmame da Ventilação Mecânica**: É particularmente útil em doentes com algum impulso respiratório, mas que ainda necessitam de suporte de pressão para vencer a resistência das vias aéreas durante a respiração espontânea.
- **Insuficiência respiratória crónica**: Os doentes com doenças como a DPOC ou doenças pulmonares restritivas podem beneficiar da PSV aquando da transição para a ventilação invasiva.

Resumo:

A ventilação mecânica continua a ser uma ferramenta crucial no tratamento de pacientes com insuficiência respiratória, com modos adaptados a vários cenários clínicos. As técnicas não invasivas, como o CPAP e o BiPAP, fornecem um suporte essencial, minimizando as complicações associadas aos procedimentos invasivos. Para casos mais críticos, a ventilação invasiva oferece um controlo preciso das trocas gasosas, garantindo uma oxigenação e ventilação adequadas. À medida que o estado clínico dos doentes evolui, a compreensão das vantagens, limitações e aplicações adequadas de cada modo de ventilação permite aos profissionais de saúde otimizar os resultados dos doentes, minimizando os riscos.

Referências:

1. Ward J, Noel C. Modos Básicos de Ventilação Mecânica. Emerg Med Clin North Am. 2022 Ago;40(3):473-488.
2. Singh PM, Borle A, Trikha A. Newer nonconventional modes of mechanical ventilation (Novos modos não convencionais de ventilação mecânica). J Emerg Trauma Shock. 2014 Jul;7(3):222-7.
3. Rose L, Ed A. Modos avançados de ventilação mecânica: Implicações para a prática. AACN Adv Crit Care. 2006;17:145-58
4. Gallagher JJ. Alternative Modes of Mechanical Ventilation (Modos alternativos de ventilação mecânica). AACN Adv Crit Care. inverno de 2018;29(4):396-404.
5. Botz GH, Sladen RN. Modos convencionais de ventilação mecânica. Int Anesthesiol Clin. 1997 Winter;35(1):19-27.

Capítulo 3

Ventilações mecânicas em várias doenças

Autor: Dr. Sanjay Chaudhary, Professor Assistente, Departamento de Anestesiologia e Cuidados Intensivos, DBVPRMC, PIMS(DU), Loni, Maharashtra, Índia.

APNEIA OBSTRUTIVA DO SONO (OSA):

A AOS é uma paragem temporária da respiração que dura pelo menos 10 segundos durante o sono e é caracterizada por apneia obstrutiva, hipopneias e despertar do sono devido ao colapso das vias aéreas superiores durante o sono.

Factores de risco:

1. Obesidade
2. Anomalias das vias respiratórias superiores e craniofaciais
3. Idade avançada
4. História familiar de AOS
5. Fumar

Sinais e sintomas da AOS:

1. Sonolência diurna
2. Ressonar e engasgar-se durante o sono
3. Sono perturbado
4. Dor de cabeça matinal
5. Cansaço matinal

Ventilação não-invasiva com pressão positiva:

A pressão positiva contínua nas vias aéreas (CPAP) é o tratamento de eleição para a AOS moderada a grave. A CPAP fornece pressão positiva nas vias aéreas durante as respirações espontâneas e não inclui respirações mecânicas. Nas definições do dispositivo BiPAP, quando IPAP=EPAP significa que o CPAP está ativo. A máscara nasal, a máscara oronasal, as almofadas nasais e as máscaras faciais completas são as interfaces do CPAP que ligam a tubagem do ventilador ao doente. Quando o CPAP é utilizado para tratar a AOS, o IPAP e o EPAP são ajustados ao mesmo nível, inicialmente a 4 cm H_2O e depois titulados de acordo com as necessidades do doente.

EDEMA PULMONAR CARDIOGÉNICO AGUDO (ACPE):

Os doentes com insuficiência cardíaca congestiva (ICC) podem desenvolver edema pulmonar agudo.

Causas comuns de edema pulmonar cardiogénico agudo:

1. Enfarte agudo do miocárdio
2. Sobrecarga de fluidos
3. Hipertensão

Os doentes com insuficiência cardíaca congestiva aguda podem necessitar de ventilação mecânica não invasiva ou invasiva se não melhorarem com o tratamento médico.

Ventilação mecânica não invasiva (VNI):

O CPAP e o modo de VNI de dois níveis podem ser utilizados para reduzir o trabalho respiratório, melhorar a oxigenação e reduzir a $PaCO_2$.

A utilização de modos de VNI no edema pulmonar cardiogénico agudo reduz as hipóteses de intubação endotraqueal e a mortalidade.

Como é que a NIV ajuda no ACPE?

A VNI aumenta a pressão intratorácica

| Previne o colapso alveolar

Reduz o retorno venoso e a pré-carga

I

Assim, reduz a pós-carga do ventrículo esquerdo

Pressão positiva contínua nas vias respiratórias (modo CPAP): Iniciar com 5 a 8 cm H2O e ajustar de acordo com a resposta do doente para melhorar a oxigenação e reduzir o retorno venoso e a pré-carga.

Modo BiPAP NIV:

IPAP inicial de 8 a 12 cm H2O e ajustado conforme tolerado pelo doente para reduzir a FR, a dispneia, o trabalho respiratório e o aumento do volume corrente. Aumentar a IPAP em 1 a 2 cm H2O se a hipercapnia persistir.

EPAP inicial de 3 a 5 cm H2O que pode ser aumentada gradualmente para melhorar a oxigenação. FiO2 para manter a SpO2 > 90%. Monitorizar regularmente a gasometria arterial para verificar se a ventilação e a oxigenação são adequadas

Indicações de ventilação mecânica invasiva:

1. Insuficiência ventricular esquerda grave que aumenta a carga de trabalho do miocárdio
2. Hipoxemia grave que pode levar a paragem cardíaca
3. A insuficiência cardíaca aumenta o trabalho respiratório.
4. Arritmia cardíaca instável

Definições ventilatórias: O modo controlado por volume ou controlado por pressão pode ser utilizado no ACPE.

Volume corrente= 6-8ml/kg PBW, RR= 12-16/min, caudal inspiratório= 60L/min ou mais

FiO2 100% inicialmente e depois titular para manter a SpO2 > 90%, rácio Inspiratório/Expiratório (I:E) = 1:2, Pplat < 30cm H2O

Definir PEEP de 5-10 cm H2O para recrutar alvéolos, melhorar a oxigenação e reduzir o retorno venoso. Uma PEEP excessiva pode resultar em hipotensão em pacientes que dependem da pré-carga para manter o débito cardíaco.

Monitorizar a gasometria arterial e ajustar as definições com base no pH, PaO2, PaCO2.

A ventilação de proteção pulmonar pode ser utilizada em caso de edema significativo que aumente a pressão nas vias aéreas.

GESTÃO VENTILATÓRIA DE DOENTES COM ARDS:

Para os doentes com ARDS, a ventilação de proteção pulmonar, também conhecida como ventilação de baixo volume corrente (LTVV), é amplamente utilizada para reduzir o risco de barotrauma e volutrauma.

A ventilação de proteção pulmonar tem benefícios comprovados em termos de sobrevivência em doentes com SDRA.

Ventilação de baixo volume corrente para doentes com SDRA:

Definições iniciais do ventilador

Calcular o peso corporal previsto do doente (PBW):

Homens PBW= 50 + 2,3(altura em polegadas- 60)

Fêmeas PBW= 45,5 + 2,3(altura em polegadas- 60)

Modo de ventilação: Modo de controlo de assistência limitada por volume

Definir o volume corrente inicial para 6 ml/kg de peso corporal previsto (PBW) e uma frequência respiratória inferior a 35/minuto para satisfazer as necessidades de ventilação por

minuto do doente.
PEEP inicial: 5 cm H2O
Fi02 inicial =1; se a oxigenação do doente o permitir, reduzimos a Fi02 para atingir uma Sp02 de 8895%.
Volume corrente subsequente:
Alvo ótimo de Pplat <30 cm H2O
Se a Pplat >30 cm H2O e a definição do volume corrente for 6 ml/kg ou mais, diminuir o volume corrente em 1 ml/kg de peso corporal previsto até Pplt<30 cm H2O ou volume corrente = 4 ml/kg PBW
Se for observada dissincronia ventilatória e a Pplt for < 25 cm H2O e o volume corrente < 6 ml/kg, aumentar o volume corrente em 1 ml/kg de PBW até que a Pplt > 25 cm H2O e o volume corrente > 6 ml/kg.
Acompanhamento inicial:
Observar a resposta clínica do doente e monitorizar as trocas gasosas para detetar acidose respiratória após ventilação de proteção pulmonar.
pH alvo = 7,30-7,45
Se o pH = 7,15-7,30, aumentar a frequência respiratória (FR) até pH > 7,30 ou FR= 35/min
Se o pH for <7,15, aumentar a FR para 35/min. Se o pH ainda for <7,15, aumentar o volume corrente em incrementos de 1ml/kg até pH>7,15.
O pH inferior a 7,25 e superior a 7,5 deve ser tratado mantendo a ventilação de proteção pulmonar (volume corrente entre 4 a 8 ml/kg de PBW e Pplat< 30 cm H2O)
Objectivos ideais: Volume corrente= 4 a 8 ml/kg PBW, Pplt<30 cm H2O, PaO2 55 a 80 mm Hg ou
Sp02 88 a 95%, Ph7.30 a 7.45
Pressão expiratória final positiva (PEEP)
A PEEP desempenha um papel importante na prevenção do colapso alveolar no final da expiração, reduzindo assim o desfasamento V/Q e o atelectrauma.
Uma PEEP mais elevada (15 cm H2O) tem sido associada a um aumento da sobrevivência em doentes com SDRA moderada a grave (PaO2/FiO2< 200 mm Hg). No entanto, uma PEEP mais elevada pode causar hiperinsuflação dos pulmões e diminuição do retorno venoso e do débito cardíaco.
Ventilação de rácio inverso (IRV):
Na IRV, o tempo inspiratório é prolongado, o que ajuda a melhorar a oxigenação. Pode ser efectuado um ensaio de IRV em doentes com hipoxia grave, apesar da administração de PEEP ideal. Os ensaios de IRV não demonstraram uma melhoria dos resultados clínicos dos doentes com ARDS.
por exemplo, rácio I:E=2:1 ou mais
Hipoxemia refractária:
Os doentes com hipoxia grave apesar da ventilação de proteção pulmonar e de outras medidas de apoio podem necessitar de estratégias adicionais:
1. Ventilação propensa
2. Recrutamento alveolar
3. PEEP mais elevada
4. ECMO

A ventilação em decúbito ventral pode ser tentada como terapia de resgate, se não for contra-indicada, em doentes cuja oxigenação não melhora apesar de todas as medidas de ventilação e de apoio. O posicionamento em decúbito ventral ajuda a melhorar o tecido pulmonar dorsal atelectásico e reduz o desfasamento V/Q, melhorando assim a oxigenação dos pulmões.

Manobras de recrutamento: O objetivo das manobras de recrutamento é recrutar os alvéolos colapsados e aumentar a área pulmonar disponível para as trocas gasosas. Nesta manobra, é administrada uma pressão positiva contínua nas vias aéreas a 30-40 cm H_2O durante 30-40 segundos para abrir os alvéolos colapsados.

É aplicada uma PEEP mais elevada após a manobra de recrutamento para evitar o colapso dos alvéolos recém-recrutados.

VENTILAÇÃO MECÂNICA INVASIVA EM ADULTOS COM EXACERBAÇÕES AGUDAS DE ASMA:

Os objectivos da ventilação mecânica são a manutenção da oxigenação, a redução do trabalho respiratório e a prevenção do barotrauma, minimizando as pressões nas vias aéreas.

Temos de ser muito cautelosos ao entubar os doentes com exacerbação aguda da asma porque as manipulações das vias aéreas podem agravar o broncoespasmo.

Um anestesista experiente deve entubar o doente com um tubo endotraqueal de grande diâmetro para reduzir a resistência das vias aéreas.

Antes da entubação, certifique-se de que assegura o acesso venoso.

Indicações de ventilação invasiva nas exacerbações agudas de asma:

Indicações absolutas:-1. Paragem respiratória ou cardíaca

2. Hipoxemia refractária grave

3. Estado mental deprimido

Modo de ventilação: Modos de volume limitado: Controlo de assistência, SIMV (ventilação obrigatória intermitente sincronizada), SIMV/PSV (ventilação com pressão de suporte)

Ajustes iniciais do ventilador-

Frequências respiratórias baixas: 10 a 12 respirações/minuto

Volume corrente: 4 a 8 ml/kg

Diminuição do rácio I:E (1:3 ou 1:4) e aumento do tempo expiratório

Definir a FiO_2 para manter a SpO_2 acima de 90% e a PaO_2 acima de 60 mm Hg

Fluxo inspiratório elevado para encurtar o tempo inspiratório e permitir mais tempo para a fase expiratória

PEEP extrínseca inferior a 80% da PEEP intrínseca

Pplat alvo inferior a 30 cm H_2O e $pH > 7,2$

Hipercapnia permissiva: para evitar a hiperinsuflação e a lesão pulmonar induzida pelo ventilador. A redução da FR e o baixo volume corrente podem aumentar a $PaCO_2$ e a acidose respiratória associada.

VENTILAÇÃO NÃO INVASIVA NA ASMA:

A VNI de dois níveis (BPAP) durante 1 a 2 horas pode ser administrada a doentes com asma aguda em respiração espontânea.

A VNI de dois níveis fornece IPAP (pressão positiva inspiratória nas vias aéreas) e EPAP (pressão positiva expiratória nas vias aéreas) em dois níveis diferentes. A diferença entre a IPAP e a EPAP é conhecida como Delta PAP. Um delta PAP maior indica um volume corrente maior.

Definições iniciais do Bilevel NIV:

Modo de VNI de dois níveis em regulação espontânea/temporizada com uma frequência de apoio de 8 a 12 respirações/minuto

IPAP inicial 8 a 12 cm H_2O

A IPAP máxima é limitada a 20-25 cm H2O, conforme tolerado pelo doente, para reduzir a FR, a dispneia, o trabalho respiratório e o aumento do volume corrente. Aumentar a IPAP em 1 a 2 cm H2O se a hipercapnia persistir.

EPAP inicial de 3 a 5 cm H2O, que pode ser aumentada gradualmente até 10 cm H2O se a oxigenação for inadequada, mas o aumento da EPAP reduz o delta PAP e, consequentemente, o volume corrente.

Ajustar IPAP E EPAP para obter um volume corrente de 6-7 ml/kg.

FiO2 para manter a SpO2 > 90%.

Pressão positiva contínua nas vias respiratórias (modo CPAP): CPAP 5 a 8 cm H2O que pode ser aumentado até 20 cm H2O conforme tolerado pelo doente para melhorar a dispneia e a diminuição da FR.

FiO2 para manter a SpO2 > 90%.

Ventilação com pressão de suporte (PSV):

Definições iniciais:

Pressão inspiratória: 8 a 12 cm H2O que pode ser aumentada gradualmente até 20 cm H2O para melhorar a dispneia e reduzir a frequência respiratória.

PEEP: 3 a 5 cm H2O

VENTILAÇÃO MECÂNICA NA COPD:

A ventilação mecânica não invasiva é a primeira linha de tratamento para os doentes com DPOC, mas a ventilação mecânica invasiva também pode ser necessária nos doentes em que a VNI é contra-indicada, nos doentes inconscientes, nos doentes que não respondem à VNI e na paragem respiratória. A ventilação mecânica invasiva pode causar hiperinsuflação dinâmica excessiva e geração de PEEP automática, o que aumenta o trabalho respiratório.

Ventilação não invasiva na DPOC:

A VNI de dois níveis fornece IPAP (pressão positiva inspiratória nas vias aéreas) e EPAP (pressão positiva expiratória nas vias aéreas) a dois níveis diferentes. A diferença entre a IPAP e a EPAP é conhecida como Delta PAP. Um delta PAP maior indica um volume corrente maior.

A IPAP é uma pressão nas vias aéreas superior a 0 cm H2O durante a fase inspiratória do ciclo respiratório. Durante a fase inspiratória, a IPAP funciona como a respiração com pressão positiva do dispositivo de ventilação. Uma IPAP mais elevada proporciona um volume corrente mais elevado.

A EPAP é uma pressão nas vias aéreas superior a 0 cm H2O durante a fase expiratória do ciclo respiratório. A EPAP é semelhante à PEEP da ventilação mecânica ou à CPAP da respiração espontânea.

Definições iniciais do Bilevel NIV:

Modo de VNI de dois níveis em regulação espontânea/temporizada com uma frequência de apoio de 8 a 12 respirações/minuto.

IPAP inicial 8 a 12 cm H2O

A IPAP máxima é limitada a 20-25 cm H2O, conforme tolerado pelo doente, para reduzir a FR, a dispneia, o trabalho respiratório e o aumento do volume corrente. Aumentar a IPAP em 1 a 2 cm H2O se a hipercapnia persistir.

EPAP inicial de 3 a 5 cm H2O, que pode ser aumentada gradualmente até 10 cm H2O se a oxigenação for inadequada. Aumentar a EPAP em 1 a 2 cm H2O para melhorar a oxigenação.

Ajustar a IPAP e a EPAP para obter um volume corrente de 6-7 ml/kg. Não aumentar a IPAP e a EPAP para além da tolerância do doente.

FiO_2 para manter a $SpO_2 > 90\%$.
Pressão positiva contínua nas vias respiratórias (modo CPAP): CPAP 5 a 8 cm H_2O que pode ser aumentado até 20 cm H_2O conforme tolerado pelo doente para melhorar a dispneia e a diminuição da FR.
FiO_2 para manter a $SpO_2 > 90\%$.

Ventilação com pressão de suporte (PSV):

Definições iniciais:
Pressão inspiratória: 8 a 12 cm H_2O que pode ser aumentada gradualmente até 20 cm H_2O para melhorar a dispneia e reduzir a frequência respiratória.
PEEP: 3 a 5 cm H_2O

Ventilação invasiva na DPOC:

Objectivos da ventilação invasiva:

1. Correção da oxigenação
2. Prevenção da hiperinflação dinâmica
3. Redução do trabalho respiratório

Modo de ventilação: Modos de volume limitado: Controlo de assistência, SIMV (ventilação obrigatória intermitente sincronizada), SIMV/PSV (ventilação com pressão de suporte)
Regulação do ventilador:
Frequência respiratória baixa (10-12/min) para permitir mais tempo para a expiração.
Tempo expiratório prolongado, rácio I:E (1:3 ou mais) para evitar a PEEP automática (aprisionamento de ar)
Volume corrente baixo 4 a 8 ml/kg
Ajustar a FiO_2 para manter a SpO_2 acima de 90% e a PaO_2 acima de 60 mm Hg
Fluxo inspiratório - manter uma taxa elevada de 60 a 100L/minuto.
PEEP extrínseca inferior a 80% da PEEP intrínseca
Pplat alvo inferior a 30cm H_2O e $pH > 7{,}2$
Hipercapnia permissiva para evitar a hiperinsuflação e a lesão pulmonar induzida pelo ventilador.

Referências:

1. Baker CD. Mechanical Ventilation During Chronic Lung Disease (Ventilação mecânica durante a doença pulmonar crónica). Clin Perinatol. 2021 Dec;48(4):881-893.
2. Rubulotta F, Blanch Torra L, Naidoo KD, Aboumarie HS, Mathivha LR, Asiri AY, Sarlabous Uranga L, Soussi S. Mechanical Ventilation, Past, Present, and Future. Anesth Analg. 2024 Feb 1;138(2):308-325.
3. Pham T, Brochard LJ, Slutsky AS. Ventilação mecânica: Estado da Arte. Mayo Clin Proc. 2017 Sep; 92 (9): 1382-1400.
4. Mora Carpio AL, Mora JI. Gestão de Ventiladores. [Atualizado em 2023 Mar 27]. In: StatPearls [Internet]. Treasure Island (FL): StatPearls Publishing; 2024 Jan-. Disponível em: https://www.ncbi.nlm.nih.gov/books/NBK448186/
5. Hickey SM, Sankari A, Giwa AO. Ventilação Mecânica. 2024 Mar 30. Em: StatPearls [Internet]. Treasure Island (FL): StatPearls Publishing; 2024 Jan-. PMID: 30969564.

Capítulo 4

Critérios de desmame

Autor: Dr. Tushar Bhavar, Professor, Departamento de Anestesiologia e Cuidados Intensivos, DBVPRMC, PIMS(DU), Loni, Maharashtra, Índia.

Introdução

O termo "**desmame**" é utilizado para descrever uma redução gradual da ventilação mecânica. O desmame é o processo de retirar o suporte do ventilador mecânico e transferir o trabalho de respiração do ventilador para o paciente.

O processo de redução gradual da ventilação mecânica deve ser individualizado. Muitos pacientes podem tolerar uma interrupção abrupta do suporte ventilatório. Isso inclui os pacientes que recuperaram a função cardiopulmonar e os pacientes que estiveram no ventilador por um período relativamente curto (geralmente não mais do que 1 ou 2 dias). De um modo geral, quanto mais tempo o doente estiver em ventilação mecânica, mais gradual deve ser o processo de desmame, que decorre de dias a semanas ou mesmo meses.

Nem todos os doentes podem ser desmamados do ventilador com êxito. O desmame do ventilador torna-se um desafio em doentes com tentativas de insucesso anteriores.

Existem várias razões pelas quais um doente pode necessitar de ventilação mecânica:

1. **Compromisso das vias respiratórias** devido a traumatismo, infeção das vias respiratórias orofaríngeas, obstrução das vias respiratórias como angioedema, asma, DPOC.
2. **Hipoventilação que conduz a uma insuficiência respiratória hipercápnica.**

Causas do SNC devido a fármacos (inclui doentes submetidos a anestesia), patologias do SNC como hemorragias, acidentes vasculares cerebrais, etc., que provocam uma diminuição da capacidade de condução.

Fraqueza muscular devida a fármacos (incluindo relaxantes musculares), a doenças metabólicas ou infecciosas/auto-imunes/hereditárias ou a defeitos do sistema nervoso periférico.

Condições pulmonares restritivas devidas a traumatismo/effusão/pneumotórax.

3. **Insuficiência respiratória hipoxémica devida a**

Problemas alveolares como pneumonia, SDRA ou edema pulmonar

Defeitos vasculares pulmonares, como embolia pulmonar maciça ou embolia aérea Defeitos de difusão devidos a fibrose

4. **Aumenta a necessidade de ventilação devido a sépsis, choque ou condições metabólicas.**

A ventilação mecânica pode ser invasiva ou não invasiva; eletiva, como na anestesia geral, ou em situações de emergência, como em pacientes com trauma.

A ventilação mecânica oferece um suporte ventilatório essencial, enquanto o corpo recupera das razões pelas quais foi necessário esse suporte, mas está associada a riscos e complicações, pelo que devemos considerar o desmame do doente do ventilador o mais rapidamente possível. Deve começar a pensar-se no desmame no momento em que se inicia a ventilação mecânica. O desmame é o processo de reduzir gradualmente a quantidade de apoio que um doente recebe de um ventilador e de transferir o trabalho de respiração do ventilador para o doente.

As consequências de um desmame inadequado incluem traumatismo das vias respiratórias, PAV/lesão pulmonar induzida pelo ventilador (LPIV), overdoses de medicamentos, úlceras/sangramento gastrointestinal, TVP/tromboembolismo, fraqueza muscular,

dependência do ventilador, alterações cardiorrespiratórias devidas a alterações da fisiologia pulmonar/respiratória, insucesso da extubação.
Sempre que um doente é admitido na UCI e necessita de ventilação mecânica, passa por estas 6 etapas desde a admissão até à alta da UCI.
O desmame começa com a suspeita clínica no próprio momento da admissão e com o tratamento da causa primária.

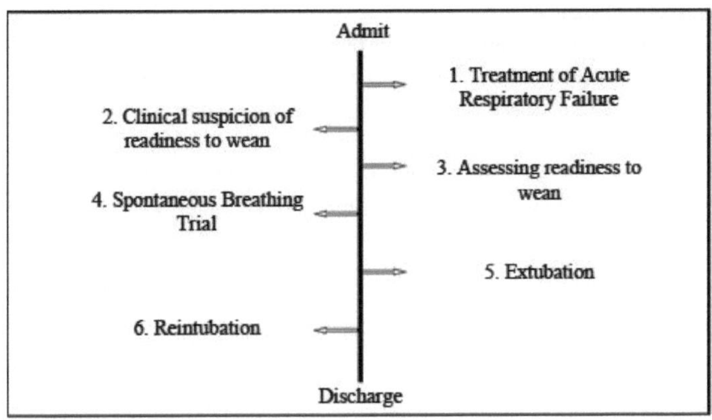

CLASSIFICAÇÃO DO DESMAME

Classificação de Brochard: Com base na capacidade de desmame:
1. **Desmame simples**: Paciente que passa do início do desmame para a extubação na primeira tentativa bem-sucedida
2. **Desmame difícil**: doentes que falham o desmame inicial e que necessitam de 2 a 7 dias a partir das primeiras tentativas de respiração espontânea para conseguirem um desmame bem sucedido.
3. **Desmame prolongado**: Doente que necessita de mais de 7 dias a partir das primeiras tentativas de respiração espontânea para conseguir um desmame bem sucedido.

DEFINIÇÕES

- **Sucesso do desmame**: É definido quando o paciente é capaz de fazer respirações espontâneas sem suporte ventilatório 48 horas após a extubação.
- **Desmame em curso**: É uma categoria intermédia para os doentes que são extubados mas continuam a receber suporte ventilatório por ventilação não invasiva (por exemplo, máscara facial, máscara nasal).

A utilização de ventilação não invasiva permite tentativas de desmame precoces e minimiza as complicações associadas à ventilação mecânica prolongada

- **Falha de desmame**: Significa que o doente regressa à ventilação mecânica após um período de respirações espontâneas não sustentadas ou a necessidade de reintubação nas 48 horas seguintes à exsudação.

Com base na melhoria clínica, o médico, quando suspeitar que o desmame pode ser iniciado, deve testar/avaliar a prontidão para o desmame.

Avaliar o estado de preparação do doente antes do desmame da ventilação mecânica

Antes de um doente ser considerado para desmame do ventilador, vale a pena considerar as seguintes questões para garantir o máximo de hipóteses de sucesso no desmame do ventilador:

1. O doente recuperou significativamente da fase ativa da doença ou da lesão que levou à necessidade de ventilação mecânica?
2. Existem outras condições clínicas que possam interferir com a capacidade do doente para manter o trabalho de respiração espontânea?
3. Foram identificados e tratados os potenciais problemas das vias respiratórias?
4. A respiração é adequada?

Existem vários critérios e parâmetros a avaliar durante o desmame.

O desmame tem de ser protocolado. Por isso, deve ser tido em conta o maior número possível de parâmetros.

Critérios de desmame

É utilizado para avaliar o grau de preparação de um doente para um ensaio de desmame, tendo em vista o sucesso do desmame. É mais provável que o desmame seja bem sucedido se o doente cumprir a maioria dos critérios. Estes critérios devem ser considerados como considerações e não como limiares rígidos em que os doentes têm de cumprir todos os critérios para serem desmamados com sucesso. Porque muitos pacientes foram descontinuados com sucesso do ventilador, apesar de não cumprirem um ou mais dos critérios.

Os critérios comuns de desmame incluem:

Critérios clínicos:

1. Resolução da fase aguda da doença
2. Reflexo de tosse adequado
3. Ausência de secreções excessivas
4. Estabilidade cardiovascular e hemodinâmica
5. O doente não necessita de qualquer agente NMB ou sedativos.
6. Nível adequado de hemoglobina (> 8 g/dl)
7. Sem vasopressor ou inotrópico mínimo (< 5 |ig/kg/minuto de dopamina ou dobutamina)

Critérios de ventilação:

PACO2: É um indicador fiável do estado ventilatório do doente. O desmame da ventilação só deve ser tentado quando a paco2 for <50 mmHg (35 -45 mmHg) com pH compensado (7,35 - 7,45) em doentes sem DPOC.

Nos doentes com DPOC, o Paco2 pode ser de cerca de 50 mmHg com um pH próximo de 7,35, dependendo dos valores normais de base do doente antes da ventilação mecânica.

Capacidade vital e volume corrente espontâneo: É geralmente aceite que a capacidade vital mínima com um desmame bem sucedido é > 10 a 15 ml/kg e o volume corrente espontâneo com um desmame bem sucedido é > 5 a 8 ml/kg.

Frequência espontânea: para um resultado de desmame bem sucedido, a frequência espontânea deve ser < 30 / min.

F/Vt: O índice F/Vt reflecte o grau de respiração rápida e superficial; o índice F/Vt <100 respirações /min /l está correlacionado com o sucesso do desmame.

Ventilação por minuto: a ventilação por minuto do paciente deve ser < 100 l/min para o sucesso do desmame com paco2 normal.

Critérios de oxigenação:

Pao2, sem PEEP	>60 Mm Hg com FiO2, até 0,4
Pao2, com PEEP (<8 Cm H2O)	**>100 Mm Hg com FiO2, até 0,4**

São2	**>90% com FiO2, até 0,4**
Pao2/FiO2 (P/F)	**>150 Mm Hg**
Qs/Qt(shunt para perfusão total)	**<20 %**
P(A-a)O2(gradiente de tensão arterial alveolar de O2)	**<350 Mm Hg a FiO2, de 1,0**
Rácio PaO2/FiO2	**>200**

Critérios de Reserva Pulmonar: que incluem a ventilação voluntária máxima e a pressão inspiratória máxima.

Medições pulmonares: que incluem a complacência estática, a resistência das vias aéreas, Vd/Vt (espaço morto por volume corrente)

Índice de respiração rápida e superficial {RSBI}

- O insucesso do desmame pode estar relacionado com o desenvolvimento de um padrão de respiração espontânea que é rápido {alta frequência} e pouco profundo {volume corrente baixo}.
- É calculado dividindo a frequência respiratória espontânea{respirações/min} pelo volume corrente Vt.
- A ausência de respiração rápida e superficial, definida por um rácio F/Vt inferior a 105 respirações/min/l, é um indicador preciso do sucesso do desmame.
- A respiração rápida e superficial induz uma ventilação ineficaz e com espaço morto.

Desmame utilizando o percurso de respiração espontânea

- Spontaneous Breathing Trail [SBT]: uma avaliação da prontidão de um paciente para o desmame da ventilação mecânica e extubação.
- O SBT é o principal teste de diagnóstico para determinar se os pacientes podem ser extubados e desmamados com sucesso da ventilação mecânica.
- A respiração espontânea pode ser aumentada com oxigénio e pressão de suporte de baixo nível (<8 cm h2o), CPAP ou compensação automática do tubo.
- O SBT pode durar até 30 minutos
- Para um doente que falhe o primeiro SBT nos primeiros 20 a 30 minutos, não é necessário prolongar o SBT.

Condições gerais para o início do SBT

1. Reversão do problema primário que está a causar a necessidade de ventilação
2. Paciente acordado e reativo
3. Boa analgesia
4. Capacidade de reduzir a tosse
5. Doses mínimas de suporte inotrópico
6. Funcionamento ideal dos intestinos, ausência de distensão abdominal
7. Normalização do estado metabólico
8. Concentração adequada de hemoglobina

Os critérios para um percurso de respiração espontânea bem sucedido

1. Padrão respiratório normal (ausência de respiração superficial)
2. Troca de gases adequada
3. Estabilidade hemodinâmica
4. Saturação de oxigénio >88%
5. Fio2 >50 %

6. Peep <8 cm h2o
7. Sem enfarte do miocárdio ativo
8. Sem paralíticos
9. Sem agitação (RASS <2)
10. Sem ou com poucos vasopressores
11. Capaz de iniciar o esforço inspiratório
12. Ausência de hipotensão significativa
13. A doença pulmonar está estável/em resolução
14. Capacidade de iniciar respirações espontâneas (boa função neuromuscular)

Procedimento de rastreio de respiração espontânea:

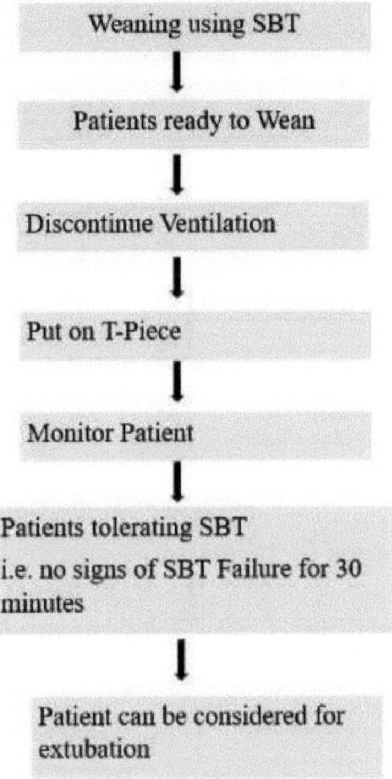

Critérios clínicos de paragem / falha do SBT

1. Pao2 < 60 mm hg em 50%
2. Sao2 < 90% em Fio2 >50%
3. Paco2 >50 mm hg ou um aumento da Paco2 > 8 mm hg em relação à linha de base do SBT
4. pH< 7,32 ou uma diminuição do pH>0,07 em relação à linha de base do SBT
5. F/v>100 respirações/min/l
6. F > 35 respirações/min ou aumento de >50% em relação à linha de base do SBT
7. Frequência cardíaca > 140 batimentos/minuto ou aumento de >20% em relação à linha de base do SBT
8. PA sistólica > 180 mm hg ou aumento de >20% em relação à linha de base do SBT
9. PA sistólica < 90 mm hg
10. Presença de arritmias cardíacas
11. Agravamento da agitação, ansiedade ou desconforto, apesar da tranquilização

Desmame com ventilação por pressão de suporte:

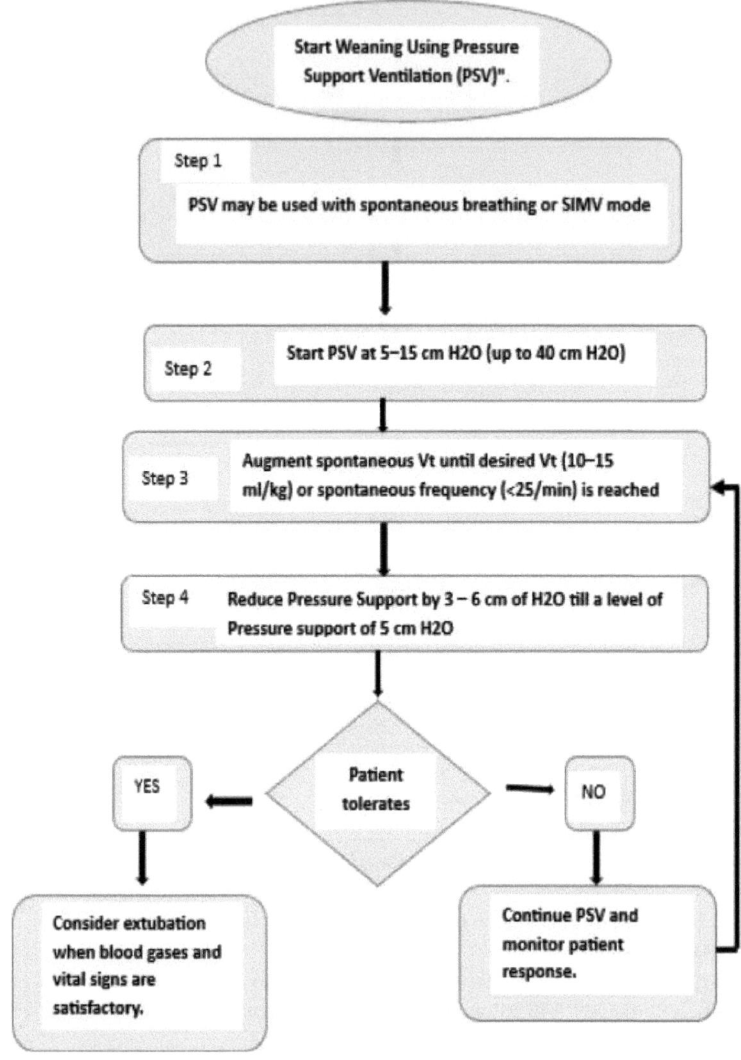

DESMAME COM SIMV:

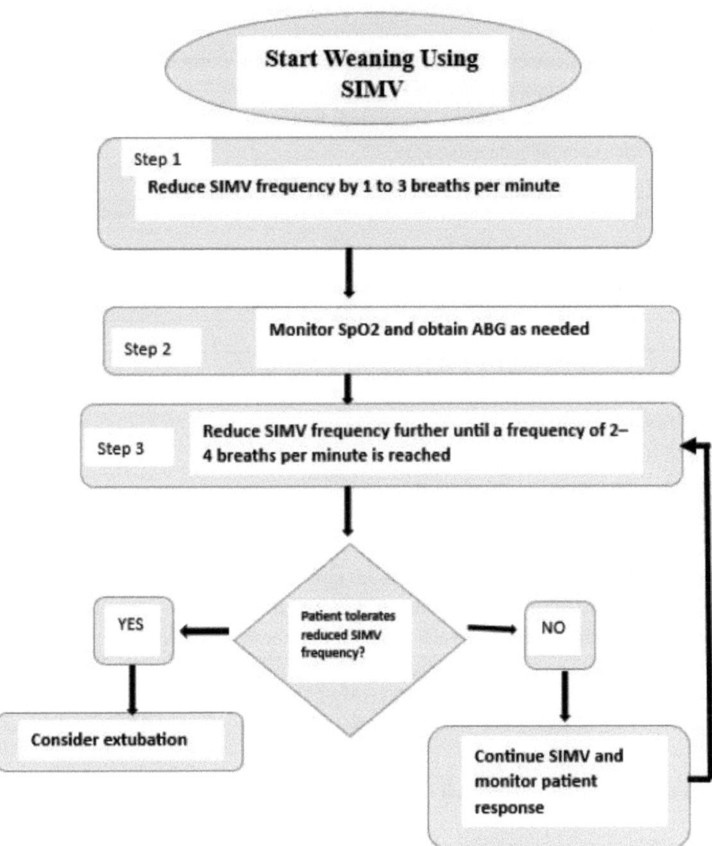

Procedimento de desmame, extubação

1. Parar os sedativos
2. Explicação do procedimento ao doente, assegurando-lhe que se trata apenas de um período experimental
3. O suporte do ventilador é gradualmente reduzido (por exemplo, reduzindo a pressão durante o suporte de pressão)
4. O doente é colocado numa posição postural melhor (por exemplo, sentado direito ou meio sentado)
5. A via aérea é aspirada
6. O doente é desligado do ventilador e recebe oxigénio ou assistência mecânica (CPAP)

7. O doente é encorajado a respirar espontaneamente
8. O doente é monitorizado para detetar sinais de respiração difícil, ansiedade ou um aumento da PaCo2
9. A extubação deve ocorrer o mais rapidamente possível, porque respirar através de um tubo endotraqueal aumenta o trabalho de respiração
10. Incentivar o doente a tossir depois de ser extubado.

Tabela: Critérios para falha de extubação	
RR (Frequência respiratória)	>25 respirações /min durante 2 horas
HR(Frequência cardíaca)	>140/min ou aumento ou diminuição sustentada de >20%
SaO2	<90%
PaO2	<80 mmHg com FiO2>0,5
PaCO2	>45 mmHg ou >20% em relação à pré-extubação
pH	<7.33

Gestão para evitar o desmame tardio

1. Corrigir a desnutrição
2. Correção das anomalias dos electrólitos
3. Corrigir a hipoxemia.
4. Correção da hipercapnia crónica durante a VM
5. Maximizar a função cardiovascular
6. Tratar a privação de sono e a fadiga central com sedativos de ação curta durante a noite.
7. Melhorar a função diafragmática sentando o paciente durante o desmame.
8. Mobilizar o paciente conforme tolerado com fisioterapia precoce.

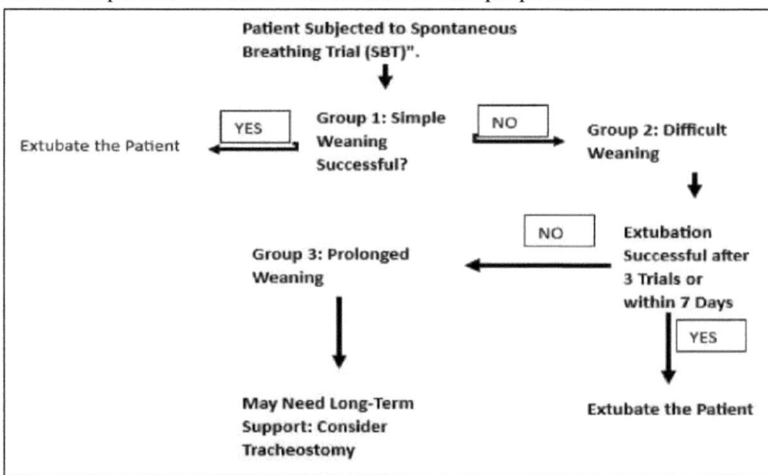

Podemos considerar a colocação de uma cânula de traqueostomia nos doentes com insucesso prolongado no desmame

1. A substituição do tubo endotraqueal por um tubo de traqueostomia reduz o trabalho de respiração e melhora a eliminação das secreções das vias respiratórias.
2. A conversão do tubo endotraqueal para a traqueostomia melhorou significativamente os parâmetros de desmame em doentes difíceis de desmamar. A alteração foi significativa apenas para a resistência das vias aéreas nos doentes que falharam o desmame.

3. Melhoria do conforto do doente.
4. Estão a permitir que o doente tenha uma melhor comunicação.

UTILIZAÇÃO DE MODOS AVANÇADOS DE DESMAME

1. ATC
2. VAPSV
3. PAV
4. NAVA

ATC (Compensação automática do tubo):

A ATC é utilizada para compensar o aumento da resistência das vias aéreas causado pelo tubo endotraqueal ou pelo tubo de traqueostomia durante o desmame.

Ajusta automaticamente a pressão para vencer a resistência do tubo, facilitando a respiração natural dos doentes ao reduzir o trabalho de respiração imposto pela via aérea artificial.

Ajuda a um desmame mais suave, imitando a respiração natural do doente e reduzindo o esforço necessário para respirar através do tubo.

APSV (Ventilação com Pressão de Suporte Assegurada por Volume):

O VAPSV combina o controlo da pressão e do volume, fornecendo volumes correntes garantidos com os benefícios do suporte de pressão.

Se a respiração do doente não atingir o volume definido, o ventilador ajusta a pressão de suporte para garantir que o volume necessário é fornecido.

Proporciona as vantagens da ventilação com pressão de suporte, assegurando simultaneamente que cada respiração cumpre um volume corrente mínimo, útil para doentes em transição para a respiração espontânea.

PAV (Ventilação de Assistência Proporcional):

O PAV ajusta o suporte ventilatório em proporção ao esforço do paciente, proporcionando uma assistência mais personalizada.

O ventilador mede o esforço inspiratório do doente e responde fornecendo um apoio proporcional, ajudando no grau de insuflação pulmonar e na resistência respiratória.

Melhora a sincronia doente-ventilador, reduzindo o trabalho de respiração e aumentando o conforto durante o processo de desmame.

NAVA (Assistência Ventilatória Ajustada Neuralmente):

O NAVA utiliza sinais do diafragma (através de um cateter esofágico) para fornecer suporte ventilatório com base no impulso respiratório neural do doente.

Mede diretamente a atividade eléctrica do diafragma (Edi) e ajusta o suporte ventilatório em tempo real para corresponder aos esforços respiratórios neurais do doente.

Fornece suporte ventilatório altamente sincronizado, melhorando o conforto do paciente e reduzindo o risco de lesão pulmonar induzida pelo ventilador, especialmente útil em pacientes difíceis de desmamar.

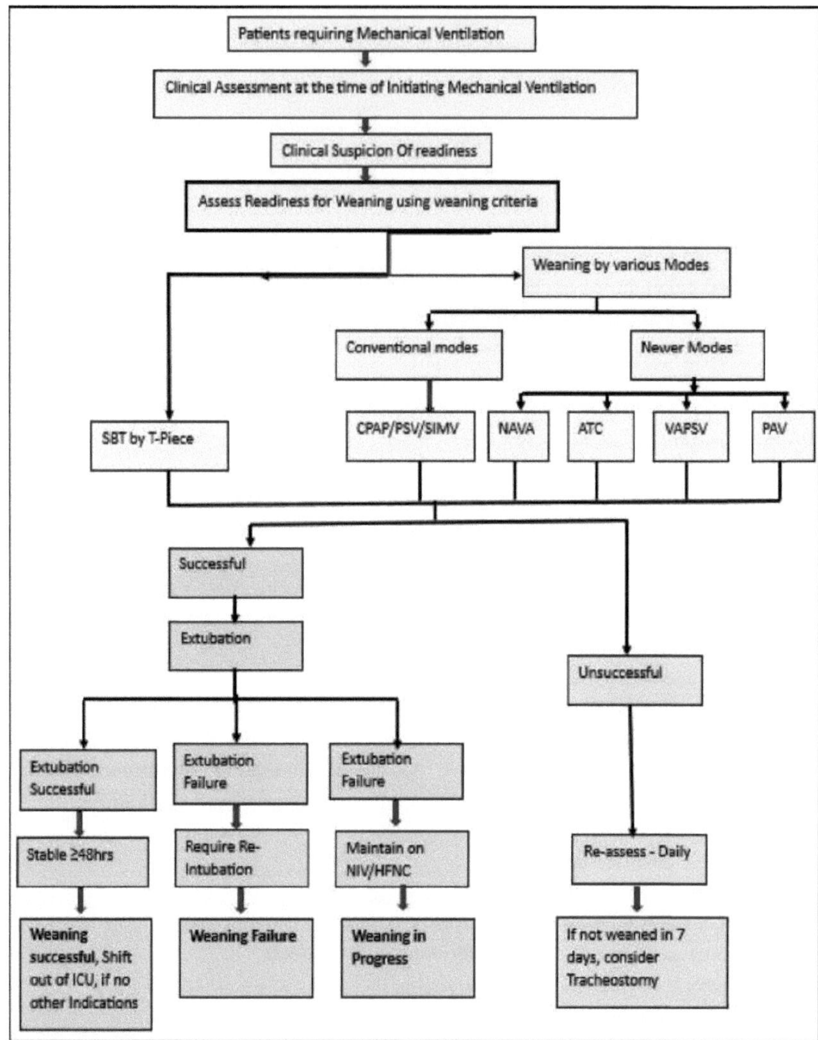

Referências:

1. Boles JM, Bion J, Connors A, Herridge M, Marsh B, Melot C, Pearl R, Silverman H, Stanchina M, Vieillard-Baron A, Welte T. Weaning from mechanical ventilation. Eur Respir J. 2007 May;29(5):1033-56

2. Akella P, Voigt LP, Chawla S. To Wean or Not to Wean: A Practical Patient Focused Guide to Ventilator Weaning. J Intensive Care Med. 2022 Nov;37(11):1417-1425

3. Zein H, Baratloo A, Negida A, Safari S. Ventilator Weaning and Spontaneous Breathing Trials; an Educational Review. Emerg (Teerão). primavera de 2016;4(2):65-71.

4. Girault C, Defouilloy C, Richard JC, Muir JF. Critérios de desmame da ventilação mecânica. Monaldi Arch Chest Dis. 1994 Apr;49(2):118-24

5. AHa I, Esteban A. Weaning from mechanical ventilation (Desmame da ventilação mecânica). Crit Care. 2000;4(2):72-80.

Capítulo 5

Resolução de problemas na ventilação mecânica

Autor: Dr. Akshaya N Shetti, Professor e HOD, Departamento de Anestesiologia e Cuidados Críticos, DBVPRMC, PIMS(DU), Loni, Maharashtra, Índia.

Ventilação mecânica: Resolução de problemas

O ventilador mecânico é um equipamento que salva vidas. A resolução de problemas é um processo crítico para garantir o funcionamento seguro e eficaz do dispositivo no fornecimento de apoio respiratório aos doentes. Os ventiladores são máquinas complexas e mesmo os problemas mais pequenos podem perturbar a sua funcionalidade, colocando potencialmente os doentes em risco. Compreender os problemas comuns é essencial para que os profissionais de saúde possam diagnosticar e resolver rapidamente os problemas. Uma abordagem sistemática, o conhecimento da mecânica do ventilador e a adesão às diretrizes do fabricante são essenciais para manter os cuidados ideais para o doente. Os alarmes do ventilador mecânico avisam e indicam que algo não está a correr bem quando o doente está no ventilador. Todos os alarmes devem ser individualizados e o ajuste deve ser feito assim que o paciente é colocado no ventilador ou antes da ventilação mecânica. Para segurança do doente, os alarmes nunca devem ser desactivados sem que se compreenda a sua necessidade. São detectados vários problemas comuns e invulgares quando o doente está em ventilação mecânica. Como prestador de cuidados de saúde, deve ser capaz de lidar com estes problemas. Este capítulo orienta a resolução de problemas comuns e de alguns problemas pouco comuns relacionados com a terapia do ventilador.

Certas empresas dispõem de alarmes de alta prioridade, de média prioridade e de baixa prioridade. Todos estes tipos de alarmes são codificados por cores para que a prioridade seja dada com base no tipo de alarme. Os alarmes são do tipo sonoro e visual, com registos de eventos que ajudarão o médico e o técnico a compreender as falhas.

Alarme de potência:

A maioria dos ventiladores tem uma bateria de reserva adequada, mas deve assegurar-se que os ventiladores estão devidamente carregados antes de colocar o doente em ventilação. É importante saber que a maioria dos ventiladores tem uma reserva de energia adequada, que varia entre 30 minutos e 4 horas ou mais, consoante a marca. É necessário conhecer a autonomia efectiva disponível para cada ventilador. É importante saber que os ventiladores, especialmente numa unidade de cuidados terciários, têm as cópias de segurança UPS ou a rede eléctrica que é fornecida às áreas críticas está, na maior parte das vezes, bem protegida contra falhas de energia. Sempre que o ventilador for colocado em carga, certifique-se de que o sinal de carga está a funcionar e é visível. Embora a empresa do ventilador indique uma determinada duração da autonomia, é preciso compreender que tudo depende do grau de funcionamento efetivo do ventilador. Por exemplo, as definições do ventilador com baixa frequência respiratória podem ter um menor consumo de energia quando comparadas com a frequência respiratória mais elevada, pelo que a definição com menor frequência respiratória funcionará durante mais tempo do que a posterior. É importante saber que o estado da bateria fornecida deve ser verificado pelo menos uma vez por bimestre. Para melhorar a vida útil da bateria, os ciclos de carga e descarga devem ser mantidos de forma adequada. O ventilador não deve ser colocado em carga contínua. A figura seguinte mostra os alarmes relacionados com as falhas de energia. Assegurar que está disponível uma fonte de alimentação adequada, de acordo com a marca da empresa. Ligar à fonte de alimentação, como medida de segurança adicional, incorporar um UPS ou ter um UPS central. O sinal de carga deve estar aceso quando o ventilador é colocado em carga.

Alarme de fonte de gás:

Os ventiladores recebem oxigénio e/ou ar através de uma garrafa ou de uma alimentação central. É necessário garantir que a pressão e a quantidade adequadas são mantidas. O ventilador tem sensores de pressão e emite um alarme se não for mantida uma pressão adequada. Alguns ventiladores estão ligados ao compressor para o fornecimento de ar. Se o compressor não fornecer ar, o alarme é ativado.

Alarme de FiO2 baixo:

Este é um dos problemas mais graves quando o doente está a ser ventilado. O problema pode estar relacionado com a desconexão do tubo flexível, com uma ligação incorrecta à garrafa de oxigénio ou com o esgotamento da garrafa de oxigénio. Em qualquer ventilador, a concentração máxima de oxigénio que pode ser fornecida é de 100% e a mais baixa é de 21%. O alarme de FiO2 baixa aparece sempre que existe um desajuste entre o fornecimento do gás e a análise da concentração de gás dentro do ventilador. É importante saber que o sensor de oxigénio deve ser calibrado periodicamente. O sensor de concentração de oxigénio faz parte da verificação pré-utilização do ventilador em alguns dos ventiladores convencionais.

Alarme de FiO2 elevada:

Não é invulgar ver quando a FiO2 é fornecida ao doente numa concentração mais elevada do que o volume definido. Isto é frequente nos ventiladores que dispõem de um sistema de mistura com o ar medicinal. Quando a FiO2 é definida acima de 21%, o oxigénio é misturado com o ar para atingir a concentração definida. Se houver uma falha no fornecimento do oxigénio devido a uma desconexão do ar ou a uma falha na mistura, como parte da segurança, o ventilador fornecerá 100% de oxigénio ao doente. Sempre que houver um alarme de FiO2 elevada, deve verificar-se a ligação do ar ou uma mistura de gases defeituosa no ventilador.

PEEP elevada:

Um **alarme de PEEP alta** em um ventilador normalmente indica que a pressão expiratória final positiva (PEEP) excedeu o limite definido. Isso pode ocorrer devido a várias causas potenciais, que podem precisar ser tratadas rapidamente em um ambiente clínico.

Causas comuns de alarmes de PEEP elevada:

2. **Aumento da resistência ou obstrução das vias respiratórias:**

- **A obstrução por muco**, secreções ou um bloqueio no tubo endotraqueal (ET) podem causar isto.
- **O broncoespasmo** pode aumentar a resistência das vias aéreas.
- **A tubagem do ventilador dobrada ou bloqueada** pode levar a um aumento da resistência.

Solução:

- Aspirar o doente para remover as secreções.
- Verificar e endireitar quaisquer dobras na tubagem.
- Administrar broncodilatadores se houver suspeita de broncoespasmo.

3. **Redução da complacência pulmonar:**

- **O edema pulmonar, a atelectasia ou a pneumonia** podem reduzir a complacência pulmonar, causando dificuldades na ventilação.
- **O pneumotórax** também pode afetar a complacência pulmonar e levar a um aumento da PEEP.

Solução:

o Tratar a patologia pulmonar subjacente, como a sobrecarga de fluidos (com diuréticos) ou a infeção (com antibióticos).

o Se houver suspeita de pneumotórax, avaliar e possivelmente descomprimir.

4. **Regulação do ventilador:**

o O nível de PEEP definido pode ser demasiado elevado para o paciente, ou outros parâmetros do ventilador (volume corrente ou pressão inspiratória) podem estar a contribuir para pressões excessivas nas vias aéreas.

Solução:

o Ajustar as definições do ventilador conforme necessário (por exemplo, reduzir a PEEP ou o volume corrente) em consulta com a terapia respiratória ou um médico.

5. **Auto-PEEP ou retenção de ar:**

o **A auto-PEEP** ocorre quando não há tempo suficiente para o paciente expirar completamente antes da próxima respiração, levando ao aprisionamento de ar.

o Isto pode ser comum em doenças como **a doença pulmonar obstrutiva crónica (DPOC)** ou **a asma**.

Solução:

o Aumentar o tempo expiratório, ajustando o rácio inspiratório-expiratório (I:E) ou reduzindo a frequência respiratória.

o Reduzir o volume corrente, se necessário.

6. **Problemas mecânicos:**

o Problemas com o próprio ventilador, como uma válvula de exalação com mau funcionamento, podem causar PEEP elevada.

Solução:

o Verificar se o ventilador apresenta problemas mecânicos ou de funcionamento.

o Verificar se a válvula de exalação está a funcionar corretamente.

Acções imediatas:

- **Avaliar primeiro o doente**: Certificar-se de que o doente não está em dificuldades respiratórias nem apresenta sinais de hipoxia.
- **Verificar se existem obstruções óbvias** no circuito do ventilador ou no tubo ET.
- **Ajustar as definições do ventilador**, se necessário, com base na avaliação clínica e no diagnóstico.

Trate sempre a causa subjacente para resolver corretamente o alarme de PEEP elevada.

Um aspeto importante é verificar os limites superior e inferior das definições de alarme PEEP. O médico pode não se aperceber deste ponto e os alarmes são activados em conformidade.

TV baixa/TV alta:

Baixa TV:

Um alarme de volume corrente baixo ocorre quando o ventilador está a fornecer menos volume de ar do que o objetivo definido.

Causas comuns:

7. **Fuga no circuito do ventilador ou na interface do doente:**

o **Desconexão** do circuito ou do tubo ET do ventilador.

o **Fugas** à volta do tubo endotraqueal ou do cuff da traqueostomia.

o **Ligações soltas** na tubagem do ventilador.

Solução:

o Verificar todas as ligações, assegurando que o circuito do ventilador está seguro e que não há desconexões.

o Insuflar corretamente o cuff da cânula ET ou da cânula de traqueostomia para evitar fugas.

o Inspecionar a tubagem do ventilador quanto a fissuras ou rupturas.

8. **Diminuição da complacência pulmonar:**

o Condições como **pneumotórax**, **atelectasia**, **edema pulmonar** ou **SDRA** (síndrome de dificuldade respiratória aguda) podem reduzir a capacidade de expansão dos pulmões, levando a volumes correntes mais baixos.

Solução:

o Avaliar e tratar a doença pulmonar subjacente (por exemplo, descomprimir o pneumotórax, aspirar secreções, tratar o edema pulmonar).

9. **Ajustes inadequados do ventilador:**

o **As definições do volume corrente** podem ser demasiado baixas para as necessidades do doente, ou o tempo de inspiração pode não ser suficiente.

Solução:

o Rever e ajustar as definições do ventilador conforme necessário (por exemplo, aumentar o volume corrente definido ou o tempo inspiratório).

10. **dessincronia paciente-ventilador:**

o O doente pode estar a tentar respirar num padrão que não corresponde às definições do ventilador.

Solução:

o Pode ser necessária sedação para melhorar a sincronia.

o Ajustar a sensibilidade do ventilador para melhor corresponder aos esforços do doente.

11. **Obstrução parcial das vias respiratórias ou da tubagem:**

o **Os tampões de muco** ou secreções podem bloquear parcialmente o tubo ET ou a tubagem do ventilador, reduzindo o fluxo de ar.

Solução:

o Aspirar o doente para desobstruir quaisquer bloqueios ou secreções.

o Certifique-se de que não existem dobras na tubagem do ventilador.

Televisão de alta qualidade:

Um alarme de volume corrente elevado ocorre quando o ventilador está a fornecer mais ar do que o objetivo definido, o que pode ser perigoso, uma vez que pode levar a uma sobredistensão pulmonar ou a um barotrauma.

Causas comuns:

1. **Aumento do esforço do doente (respirações espontâneas):**

o O doente pode estar a respirar mais profundamente do que o volume corrente definido, especialmente durante as respirações espontâneas ou assistidas.

Solução:

o Considerar o ajuste do modo do ventilador para melhor sincronizar com os esforços respiratórios do paciente (por exemplo, mudar de ventilação controlada para suporte de pressão ou um modo espontâneo).

o Avaliar a sedação se o esforço do doente for excessivo.

2. **Ajustes excessivos do ventilador:**

o **A definição do volume corrente** pode estar demasiado elevada para o doente, ou outras definições, como a pressão de suporte ou a pressão inspiratória, podem levar a volumes mais elevados.

Solução:

o Ajustar as definições de volume corrente e pressão inspiratória conforme necessário para garantir volumes pulmonares adequados (normalmente 6-8 ml/kg de peso corporal ideal para ventilação pulmonar protetora).

3. **Ativação automática:**

o A sensibilidade do ventilador pode estar demasiado elevada, provocando o acionamento automático de respirações adicionais que resultam em volumes correntes maiores.

Solução:

o Ajustar as definições de sensibilidade para evitar o disparo automático.

4. **Avaria mecânica ou erro de calibragem:**

o Pode haver problemas com os sensores ou definições do ventilador.

Solução:

o Efetuar uma verificação do ventilador para garantir que está a funcionar corretamente e recalibrar se necessário.

Baixa MV/ Alta MV:

A ventilação por minuto (VE) é a quantidade total de ar que entra e sai dos pulmões num minuto e é calculada da seguinte forma

Ventilação por minuto (VE)=Volume corrente (TV)xFrequência respiratória (FR)

Baixo MV:

Um **alarme de ventilação por minuto baixa** é acionado quando a quantidade de ar fornecida durante um minuto desce abaixo do limiar definido. Isto pode levar a uma ventilação inadequada, resultando em hipoventilação e, por sua vez, em hipercapnia (níveis elevados de CO_2).

Causas comuns:

2. **Diminuição da frequência respiratória:**

o **Apneia** (paragem da respiração) ou uma diminuição significativa do esforço respiratório espontâneo, frequentemente devido a sedação, relaxantes musculares ou depressão neurológica.

o **As definições do ventilador** podem ter uma frequência respiratória inadequadamente baixa ou um mau funcionamento.

Solução:

o Avaliar a apneia e ajustar as definições da frequência respiratória.

o Abordar a sedação ou a depressão respiratória.

o Mudar para um modo de ventilação controlada se o doente não estiver a respirar espontaneamente.

3. **Redução do volume corrente:**

o Uma **fuga** no circuito do ventilador ou à volta do tubo endotraqueal pode reduzir a quantidade de ar fornecida em cada respiração.

o A diminuição da complacência pulmonar devido a condições como **pneumotórax, SDRA ou atelectasia** pode causar volumes correntes baixos.

Solução:

o Verifique se existem desconexões ou fugas no circuito e certifique-se de que a braçadeira do tubo ET está corretamente insuflada.

o Tratar as patologias pulmonares subjacentes e ajustar as definições do ventilador para compensar as alterações da complacência.

4. **Ajustes inadequados do ventilador:**

o A regulação do volume corrente do ventilador pode ser demasiado baixa ou o modo (por exemplo, pressão de suporte ou modo espontâneo) pode não assegurar uma ventilação por minuto suficiente.

Solução:

o Ajustar o volume corrente ou mudar para um modo que garanta um volume de ar adequado (por exemplo, ventilação controlada por volume).

MV elevado:

Um **alarme de ventilação por minuto elevada** ocorre quando o ventilador está a fornecer ou a detetar mais ar por minuto do que o esperado, o que pode levar a **hiperventilação** e, consequentemente, **a hipocapnia** (níveis baixos de CO2).

Causas comuns:

1. **Aumento da frequência respiratória:**

o **A taquipneia** (respiração rápida) pode resultar de ansiedade, dor, febre, acidose ou ajustes incorrectos do ventilador.

o **O disparo automático do ventilador**, que ocorre quando a máquina detecta erradamente as respirações devido a fugas no circuito ou a definições demasiado sensíveis, pode levar a uma frequência respiratória artificialmente elevada.

Solução:

o Identificar e tratar a causa subjacente da taquipneia (por exemplo, administrar analgesia, ajustar as definições do ventilador, reduzir a febre).

o Ajustar a sensibilidade de disparo do ventilador para evitar o disparo automático.

2. **Aumento do volume corrente:**

o O doente pode estar a fazer respirações espontâneas mais profundas do que o esperado, levando a volumes correntes maiores.

o Ajustes incorretos do ventilador, como um volume corrente muito alto, também podem levar a uma ventilação por minuto excessiva.

Solução:

o Ajustar as definições do volume corrente com base nas necessidades do doente (normalmente 6-8 ml/kg para estratégias de proteção pulmonar).

o Avaliar os níveis de esforço e sedação do paciente para minimizar a respiração excessiva.

3. **Mau funcionamento do ventilador mecânico:**

o Os problemas com os sensores do ventilador ou o mau funcionamento do hardware podem causar leituras incorrectas ou ventilação excessiva.

Solução:

o Efetuar uma verificação do ventilador para garantir que a máquina está a funcionar corretamente e recalibrar, se necessário.

RR baixo/ RR alto:

Existem definições de alarme disponíveis em todos os ventiladores, pelo que é importante efetuar as definições necessárias quando o doente é colocado no ventilador. Todos os doentes são diferentes, pelo que é importante que as definições de alarme sejam as mais altas e as mais baixas. A definição do alarme deve ser um dos componentes da definição do ventilador quando o doente está a ser ventilado. Haverá muitas incidências em que a frequência respiratória mais elevada é aceite. Para um doente adulto normal, a frequência respiratória é de cerca de 1416 por minuto, no entanto, durante o desmame, é bastante aceitável se o doente tiver uma frequência respiratória mais elevada com uma análise aceitável dos gases do sangue arterial.

Alarmes de sensores de caudal:

Existem vários tipos de sensores de caudal disponíveis com base na marca. O sensor de caudal baseado em filamentos pode ficar repetidamente danificado. Por conseguinte, a única opção é a substituição dos sensores de fluxo. A calibração dos ventiladores e a garantia dos sensores de fluxo são importantes antes de o ventilador ser utilizado no doente.

Alarme de fugas:

A fuga de gases durante a ventilação não é invulgar. Pode ocorrer no ventilador, no circuito de respiração ou na extremidade do paciente. Dentro do ventilador, se houver uma ligação incorrecta nos componentes ou ao nível do sensor de fluxo. Se o circuito de respiração estiver a ser utilizado repetidamente, há grandes probabilidades de estar danificado. A verificação antes da utilização deve fazer parte do protocolo para garantir que não há fugas no circuito de respiração. No fim do doente, não é invulgar ver a fuga se for utilizado um tubo endotraqueal de tamanho pequeno ou se a braçadeira do tubo endotraqueal tiver fugas ou não estiver devidamente insuflada. A monitorização do dióxido de carbono corrente final (EtCO2) é uma das modalidades mais recentes no tratamento. A monitorização do ETCO2 pode ser efectuada com a corrente principal ou com a corrente lateral. Se houver uma ligação incorrecta, existe a possibilidade de fuga, pelo que não se deve perder a ligação do mesmo.

Alarme de apneia/alarme de reserva de apneia:

Sempre que o doente é colocado em modo de desmame, se o doente falhar, são observados estes alarmes. Alguns ventiladores têm a ventilação de reserva. Deve assegurar-se que, quando um doente é submetido ao desmame da ventilação, a regulação da apneia de reserva deve ser efectuada sem falhas. Certos ventiladores têm a comutação automática do modo de desmame para o modo anterior como parte da segurança e da ventilação de reserva.

Alarme de desconexão do ventilador:

A desconexão inesperada da tubagem do ventilador não é invulgar nas unidades de cuidados intensivos. Isto pode acontecer devido à perda de ligações nos componentes do circuito de respiração ou pode dever-se a um ato de negligência do pessoal de enfermagem durante as técnicas de sucção aberta. A desconexão do ventilador também pode ocorrer devido a factores relacionados com o doente, se este não estiver bem sedado ou paralisado. Este problema não é invulgar quando o doente está a ser desmamado do ventilador. A desconexão do ventilador também se verifica no caso de doentes que estão a ser submetidos a ventilação não invasiva e que estão gravemente ofegantes e inquietos.

Referências:

1. Mora Carpio AL, Mora JI. Ventilator Management. 2023 Mar 27. In: StatPearls [Internet]. Treasure Island (FL): StatPearls Publishing; 2024 Jan-.

2. Zielinska M, Zielinski S, Sniatkowska-Bartkowska A. Mechanical Ventilation in Children - Problems and Issues (Ventilação Mecânica em Crianças - Problemas e Questões). Adv Clin Exp Med. 2014 setembro-outubro;23(5):843-848.

3. Grossbach I. Resolução de problemas relacionados com o ventilador e o doente/Parte 1. Crit Care Nurse. 1986 Jul-Ago;6(4):58-70.

4. Pearson SD, Koyner JL, Patel BK. Management of Respiratory Failure: Ventilator Management 101 and Noninvasive Ventilation. Clin J Am Soc Nephrol. 2022 Apr;17(4):572-

580.
5. Feihl F, Perret C: Hipercapnia permissiva. Até que ponto devemos ser permissivos? Am J Respir Crit Care Med 150: 1722-1737, 1994

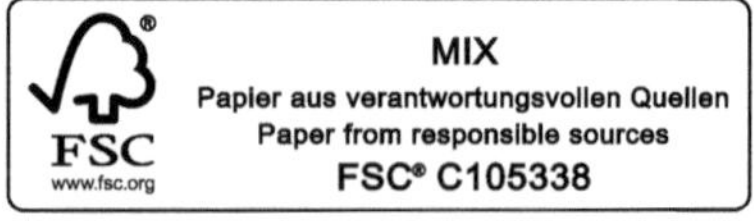

Printed by Books on Demand GmbH, Norderstedt / Germany